Was ist Matrix Inform?

In Matrix Inform verbinden sich Erkenntnisse aus Physik, Quantenphysik und Metaphysik, die Ihnen helfen, Ihre Lebensqualität zu verbessern – in allen denkbaren Bereichen.

Heilung durch Quantenenergie

Wer sich mit Matrix Inform beschäftigt und damit Erfolge verzeichnen möchte, kommt nicht umhin, sich mit seiner aktuellen Lebenssituation, seinen Ansichten, den inneren Begrenzungen oder – in einem Wort – mit seinem Leben zu beschäftigen. Matrix Inform ist keine Therapie oder Vorgehensweise im herkömmlichen Sinn, sondern eine Methode, die im Wesentlichen auf Ihrem Bewusstsein beruht. Selbstverständlich lassen sich auch ganz nebenbei Transformationswellen auslösen, doch richtig effektiv wird die Methode erst dann, wenn Sie sich mit vollem Bewusstsein darauf einlassen.

Wer erst einmal erkannt hat, welche umfangreichen Möglichkeiten sich durch die Anwendung von Matrix Inform ergeben, wird mit zunehmender Übung immer kreativer und erfolgreicher im Einsatz der zielgerichteten und transformierenden Energie.

Obwohl es mittlerweile schon einige Jahre sind, in denen Matrix Inform von mir in Seminaren gelehrt und von Tausenden von Menschen praktiziert wird, eröffnen sich immer noch mehr neue und immer weiter reichende Anwendungsmöglichkeiten.

Anwendung auf zahlreichen Ebenen

Zu Beginn standen im Mittelpunkt von Matrix Inform die körperlichen Beschwerden, ob akut oder chronisch;

immer wenn das zugrunde liegende Thema mit den verzerrten, mangelnden oder blockierten Energien transformiert war, entstand Heilung. Relativ schnell kamen dann erweiternde Ansätze hinzu, denn lagen beispielsweise die Ursachen für eine Krankheit im beruflichen Alltag – etwa in Form von fehlender Anerkennung, Mobbing, Überlastung oder Burn-out –, konnte nur dann Heilung entstehen, wenn auch dort Änderungen eingeleitet wurden. Auch Beziehungsthemen stellten sich als Auslöser von Krankheiten heraus, und je mehr Ansätze hinzukamen, desto deutlicher wurde, dass nur ein ganzheitlicher Ansatz mit themenübergreifender Sichtweise langfristig zum Erfolg führen kann.

Mittlerweile wird Matrix Inform nahezu überall eingesetzt, da sich die Methode mit allen anderen bekannten Methoden kombinieren lässt. Die Anwendungsgebiete reichen von der persönlichen Entwicklung über Schule, Beruf und Wirtschaft bis hin zum therapeutischen Einsatz und zur Anwendung im Sport. Viele andere Methoden wurden durch Matrix Inform schneller und effektiver. Der Grund für diese expansive Umsetzung liegt u. a. in der Einfachheit, Schnelligkeit und Effektivität sowie in der praktischen Anwendung universeller Gesetze.

Die eigenen Potenziale leben

Wissen, Können, Talente, Erfahrungen, Alter, Werte und vieles andere mehr machen jeden Menschen zu einem

Unikat, zu etwas Besonderem, weshalb auch die Anwendungen von Matrix Inform so einzigartig sind. Jeder kann sein Leben durch bewusstes Einsetzen von Matrix Inform selbst beeinflussen und ändern und seine Potenziale leben und ausweiten.

Matrix Inform verbindet uraltes und neuzeitliches Wissen und ermöglicht durch die Anbindung an höhere, lichtvolle Schwingungen jederzeit eine umfangreiche Transformation.

Lichtvolle Schwingungen

Unsere Realität besteht aus verdichteten Schwingungen. Dies ist relativ leicht daran zu erkennen, dass jede Materie aus Atomen besteht und dass jedes Atom schwingt. Verbinden sich Atome, entstehen Moleküle und unterschiedliche Materialien.

Aus der Quantenphysik weiß man, dass jedes Atom zu 99,99999 Prozent aus Nichts besteht. Doch wie kann ein Wissenschaftler zu dieser Behauptung kommen? Die Antwort auf diese Frage ist einfach: Immer wenn sich etwas nicht messen, wiegen oder anderweitig nachweisen lassen kann, sagt die Wissenschaft: Da ist nichts.

Laut Physik ist ein Atom also ein schwingendes Etwas. Die Quantenphysik geht in den Erklärungen etwas weiter und bringt noch ergänzende Eigenschaften als Beschreibung hinzu. Die Teilchen sind energetisch miteinander verbunden und gleichzeitig Informationsträger. Somit lässt sich sagen: Atome schwingen und sind ein energiegeladenes, informationsbeinhaltendes Etwas. Und daraus wiederum lässt sich folgern: Jede Materie schwingt, ist energiegeladen und beinhaltet Informationen.

Energien werden transformiert

Weiterhin ist bekannt, dass Materie in unterschiedlichen Dichtegraden vorkommt. Am leichtesten ist diese Erkenntnis beim Wasser nachzuvollziehen, das in drei Aggregatzuständen vorkommt: fest, flüssig und gasförmig. Der Unterschied der jeweiligen Aggregatzustände liegt in der Dichte der Atome und in deren Schwingung.

Dazu ein Beispiel aus der Technik: Bringt man einen hoch schwingenden Schwingkreis mit einem niedriger schwingenden Schwingkreis zusammen, passen sich die beiden Schwingkreise dahingehend an, dass der langsamer schwingende Schwingkreis in seiner Schwingung angehoben wird.

Ein universales Gesetz besagt, dass hoch schwingende Energien niedrig schwingende Energien transformieren. Daraus lässt sich für die Anwendung von Matrix Inform ableiten: Bringen wir hoch schwingende – im Fall von Matrix Inform lichtvolle – Schwingungen mit einem verdichteten, langsamen Schwingungsfeld in Kontakt, wandeln sich die niedrigeren oder verdichteten Schwingungen in höhere Schwingungen um.

Das Ziel von Matrix-Inform-Anwendungen besteht demnach in einer Anbindung an lichtvolle Ebenen. Auf diese Weise sollen hoch schwingende Energien in ein verdichtetes Feld einfließen, damit eine Transformation stattfinden kann. Die Energien fließen hierbei immer in die Richtung des geringsten Widerstands, es werden also niemals hoch schwingende Energien in niedriger schwingende umgewandelt. Das bedeutet konkret, dass Sie mit Matrix Inform nichts »falsch« machen können.

Matrix Inform im Alltag

Eine immer wiederkehrende Erfahrung der letzten Jahre, in denen ich Matrix Inform in Seminaren gelehrt habe, ist, dass der Alltag mit seinen Herausforderungen die Matrix-Inform-Anwender ihre erlernten Fähigkeiten vergessen lässt.

So kommt es nicht selten vor, dass ehemalige Teilnehmer mit einem für sie aktuellem Thema bei uns anrufen und fragen, was sie denn am besten tun könnten. Verweisen wir dann auf die Inhalte der Seminare, die erlernten Module und die Möglichkeiten von Matrix Inform, kommt die Erinnerung oft wieder – allerdings häufig auch verbunden mit Skepsis. So einfach soll das sein? Das persönliche Problem oder Thema ist doch viel zu wichtig und zu groß, als dass es so leicht zu lösen sein könnte.

Doch genau hier liegt die Kunst dieser einfachen Anwendung. Kein Problem kann so groß oder unüberwindlich sein, als dass es nicht mindestens einen oder mehrere Versuche wert wäre, es mit Matrix Inform anzugehen. Mit dem vorliegenden Buch können Sie sich einen raschen Überblick verschaffen: über die praktischen Module und die einzelnen Schritte bis zur beginnenden Transformation. Sie können sie erstmals erlernen, wenn Sie noch keine Erfahrung mit Matrix Inform haben, oder das bereits Erlernte vertiefen. Erwähnt werden muss an dieser Stelle allerdings, dass das Buch bei aller raschen praktischen Hilfe die eindrucksvollen Demonstrationen und intensiven Übungen eines Matrix-Inform-Seminars nicht ersetzen kann. Hinweise zu den Seminaren sowie Kontaktadressen finden Sie auf Seite 113.

Ein Bewusstseinszustand

Matrix Inform wird häufig als eine Methode, Technik oder Vorgehensweise angesehen, die man bei bestimmten Themen oder Problemen anwenden kann. Doch hierin liegt ein Denkfehler. Denn streng genommen ist Matrix Inform keine Methode oder Technik – Matrix Inform ist ein Bewusstseinszustand.

Mit jeder Anbindung an ein höheres Bewusstsein – oder, wie wir intern zu sagen pflegen, mit dem Auslösen einer Welle – ist der Matrix-Inform-Anwender im Hier und Jetzt, also absolut präsent. Von der Technik früherer Radiogeräte kennt man noch das Phänomen, dass selbst starke Sender im Laufe der Zeit immer schlechter wurden und dass der Empfang immer unklarer wurde. Dieses Problem behob man dadurch, indem man – vereinfacht ausgedrückt – immer wieder ein Zusatzsignal als Triggerfrequenz mitsendete, was den Sender immer wieder auf die richtige Sende- bzw. Empfangsfrequenz einstellte. Auf Matrix Inform übertragen bedeutet dies, dass jedes Mal wenn sich ein Anwender mittels der Zwei-Punkt-Methode an sein höheres Bewusstsein anbindet, er in seine Schwingung kommt und klarer, direkter und schneller auf die jeweilige Situation reagieren kann. Er wird im wahrsten Sinne des Wortes wieder auf die Empfangsfrequenz seines höheren Bewusstseins eingestellt.

Öffnen Sie das Fenster!

Jede ausgelöste Welle bewirkt eine Transformation, eine Umwandlung der aktuellen Schwingung. Auch wenn zu Beginn der Arbeit mit Matrix Inform manchmal der Eindruck entsteht, es bewege sich nichts, so verändert sich doch immer etwas.

Dies lässt sich anhand eines einfachen Beispiels aufzeigen. Nehmen wir an, Sie befinden sich in einem geschlossenen Raum, in dem »dicke« Luft herrscht, also buchstäblich zu wenig Sauerstoff vorhanden ist. Sie werden müde, unkonzentriert, bekommen vielleicht sogar Kopfschmerzen. Um das zu ändern, öffnen Sie ein Fenster. Daraufhin strömt frische, sauerstoffreiche Luft von draußen in den Raum und ersetzt die »abgestandene« bzw. vermischt sich mit ihr. Vereinfacht könnte man sagen: Die frische Luft transformiert die verdichtete Luft. Lassen Sie das Fenster nur kurz auf, wird sich die Veränderung nur wenig bemerkbar machen. Lassen Sie es jedoch länger auf oder öffnen Sie es immer wieder, wird die Luft auch spürbar besser. Mit der frischen Luft kommt Reinheit und Klarheit in den Raum.

Bei Matrix Inform machen wir etwas ganz Ähnliches. Das Energiefeld einer Person oder einer Sache wird mit höheren Schwingungen in Verbindung gebracht. Das bedeutet: Sobald höhere Schwingungen in ein Feld mit dichteren oder langsameren Schwingungen einfließen, findet automatisch eine Transformation statt, nach dem Prinzip: Höhere Schwingungen heben niedrigere Schwingungen an. Je öfter Sie sich also mittels der Zwei-Punkt-Methode (siehe S. 24ff.) mit höheren Schwingungen in Verbindung setzen, desto deutlicher werden Sie die Veränderungen, die Matrix Inform in Ihr Leben bringt, wahrnehmen können.

Die richtige Vorgehensweise

So individuell wir Menschen sind, so vielschichtig sind die Lebensthemen, die Aufgaben und die Herausforderungen, die wir meistern müssen. Daher gibt es neben der Zwei-Punkt-Methode, die gewissermaßen dem Öffnen des Fensters gleichkommt, noch andere Vorgehensweisen und unterschiedliche Matrix-Inform-Module.

Dazu wiederum ein einfaches Beispiel: der Frühjahrsputz. Die meisten Menschen werden sich einig sein, dass das Öffnen eines Fensters nicht ausreicht, um den Raum oder gar das gesamte Haus zu reinigen. Um das ganze Haus zu säubern, sind verschiedene Maßnahmen notwendig. Zu Beginn, meist im Frühjahr als symbolische Zeit für einen Neuanfang, fassen Sie eine Absicht – Frühjahrsputz vornehmen – und bestimmen, in welchem Raum Sie anfangen, beispielsweise im Wohnzimmer. Dort stehen dann einzelne Aufgaben an: Die Vorhänge sollen gewaschen werden, die Fenster geputzt, der Teppich gereinigt, die Möbel abgestaubt, die Schränke ausgewaschen und dergleichen mehr.

Nun haben Sie die Absicht erklärt, die Aufgaben festgelegt und das Ziel bestimmt. Anschließend wählen Sie für die einzelnen Arbeiten die geeigneten Werkzeuge aus: etwa die Waschmaschine für die Vorhänge, einen Teppichreiniger für den Teppichboden, einen Eimer mit Wasser für die Schränke.

Frühjahrsputz mit Matrix Inform

Bei Matrix Inform arbeiten Sie mit Themen, Absichten und einzigartigen Modulen, um das jeweilige Thema zielgerichtet in Ihrem Energiefeld zu transformieren. Ein Thema kann alles Mögliche sein: ein Problem, eine Krankheit, ein Berufswunsch oder Berufswechsel, eine Beziehungssache, Ärger mit der Familie, der Wunsch, ein neues Auto zu kaufen, ein Projekt, eine Vision, ein Ziel. Entsprechend haben Sie eine reiche Auswahl an Möglichkeiten, um die gewünschten Veränderungen schneller, direkter und leichter einzuleiten und so auch schneller ans Ziel zu gelangen.

Der Vorteil von Matrix-Inform-Anwendungen liegt darin, dass es keine Regel und keine Struktur gibt. Der Nachteil von Matrix-Inform-Anwendungen liegt darin, dass es keine Regel und keine Struktur gibt, d.h., Sie können – und müssen – sich jedes Mal neu auf eine Situation oder ein Thema einlassen. Sie können bei keiner erfolgreichen Anwendung davon ausgehen, dass diese bei vergleichbaren Themen ebenso wirksam ist. Jeder anstehende Transformationsprozess verläuft anders und führt zu anderen Resultaten. Daher ist es sehr wichtig, dass Sie keinerlei Erwartungen an einen möglichen Ausgang stellen, denn alles ist möglich, und Garantien gibt es keine.

Sich einfach darauf einlassen

Das Wunderbare an Matrix Inform ist, dass es nicht nur einfach und wirkungsvoll ist, sondern dass Sie dabei, wie bereits erwähnt, auch nichts »falsch« machen können. Es wird absolut nichts geschehen, das nicht in Einklang mit dem Großen und Ganzen ist. Jede Manipulation ist ausgeschlossen – Sie müssen es nur tun.

Das vorliegende kompakte Praxishandbuch dient Ihnen dazu, ohne lange theoretische Erklärungen unterschiedliche Vorgehensweisen nachschlagen zu können. Vertiefendes Hintergrundwissen erhalten Sie in den drei bereits im Irisiana-Verlag erschienenen Matrix-Inform-Büchern: *Matrix Inform: Heilung im Licht der Quantenphysik – Selbstanwendung leicht gemacht, Das Leben aktiv gestalten mit Matrix Inform – Quantenbewusstsein erschafft Realität;* und *Den Lebensplan erkennen mit Matrix Inform – Ganzheitliche Quantenheilung praktisch anwenden.* Weitere Möglichkeiten bieten die angebotenen Seminare beim Heede-Institut (siehe S. 113) oder bei einem lizenzierten Seminarleiter.

Matrix-Inform-Basisübungen

Die grundlegenden Übungen auf den folgenden Seiten helfen Ihnen, zu mehr Wohlbefinden zu gelangen – sei es auf körperlicher, geistiger oder seelischer Ebene.

Matrix Inform praktisch umsetzen

Wer Matrix Inform wirkungsvoll umsetzen möchte, muss fühlen können, und zwar mit beiden Händen möglichst gleich gut. Über die sensorischen Rindenfelder im Gehirn wird von der linken Hirnhälfte die rechte Hand wahrgenommen und von der rechten Hirnhälfte die linke Hand. Durch unseren Alltag sind wir in der Regel mit einer Seite aktiver, sodass beispielsweise bei Rechtshändern die Aktionen der rechten Hand in den sensorischen Rindenfeldern besser wahrgenommen werden als die der linken Hand. Um das auszugleichen, sollte die Wahrnehmung der schwächeren Seite trainiert werden. Dazu dienen die folgenden Basisübungen, die mithilfe der Zwei-Punkt-Methode durchgeführt werden. Idealerweise führen Sie die Übungen im Stehen durch, da dies das Fühlen und Spüren erleichtert.

Übung 1 – Beide Hände spüren

Um die gleich gute Wahrnehmung beider Hände zu trainieren, heben Sie nun zunächst die rechte Hand. Sehen Sie in die Handfläche, spüren Sie in die Handfläche hinein (Abbildung S. 19 oben links). Es ist sehr wichtig, dass Sie etwas fühlen; wenn Sie nichts oder nur wenig spüren, reiben Sie die Handfläche kurz mit den Fingern der linken Hand (Abbildung S. 19 oben rechts) und spü-

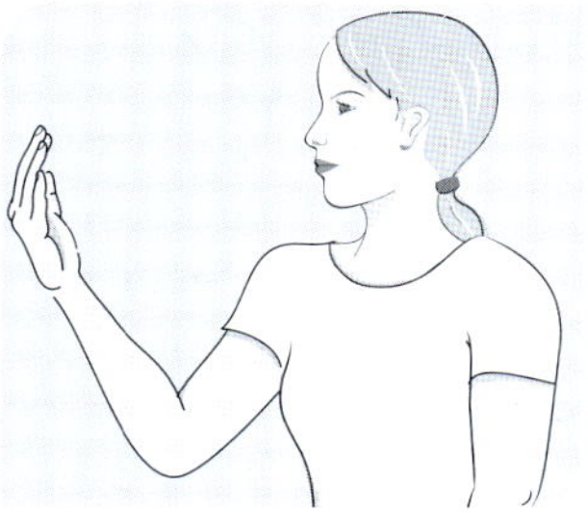

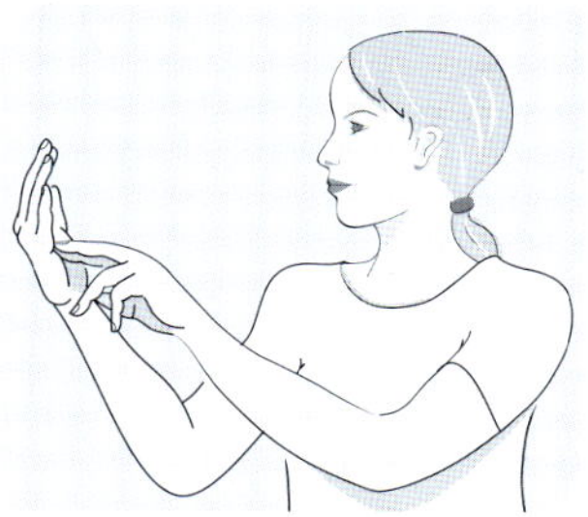

ren Sie dann erneut in die Handfläche hinein. Sie sollten jetzt die Innenfläche Ihrer rechten Hand wahrnehmen, auch mit geschlossenen Augen. Wiederholen Sie diesen Übungsschritt nun mit der linken Hand; spüren Sie auch hier in die Innenfläche Ihrer Hand hinein.

Im nächsten Schritt heben Sie beide Hände (Abbildung unten links), sehen zuerst in beide Handflächen und fühlen dann gleichzeitig in beide Handflächen hinein. Sollten Sie wieder wenig fühlen, reiben Sie die

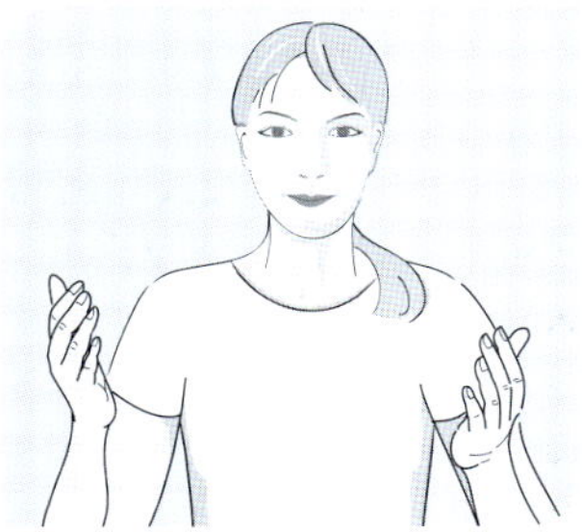

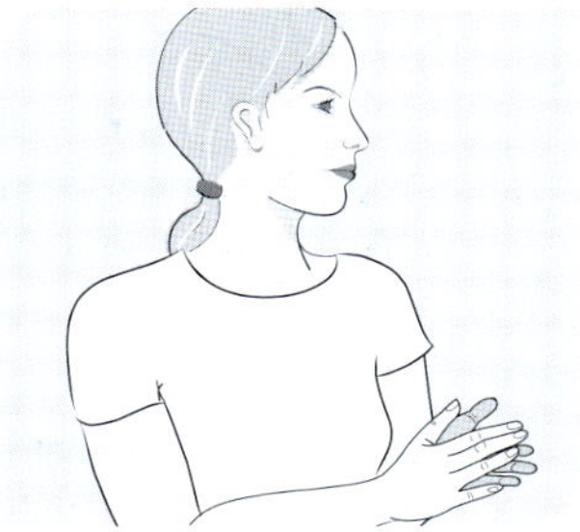

Handflächen kurz gegeneinander (Abbildung S. 19 unten rechts), um die Wahrnehmung zu verbessern.

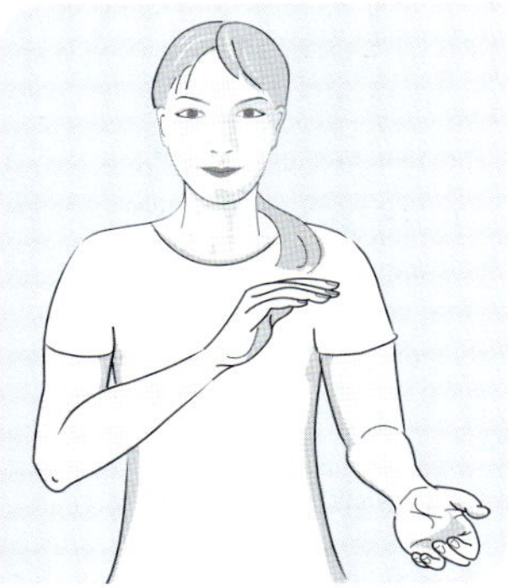

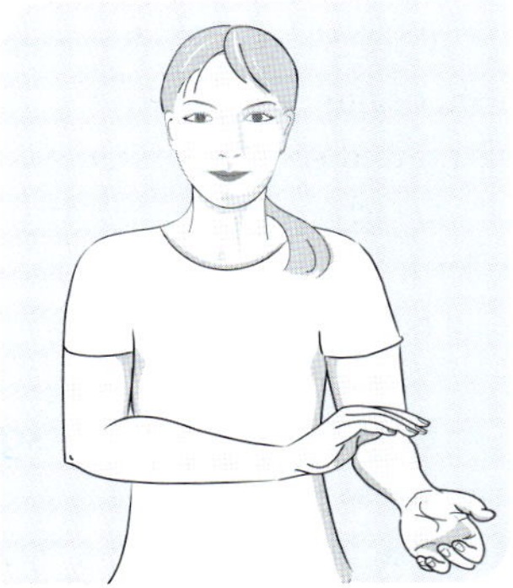

Wenn Sie nun einen gut gefühlten Kontakt zu beiden Handinnenflächen haben, führen Sie die Hände auseinander (Abbildung links) und bewegen sie anschließend wieder aufeinander zu (Abbildung rechts). Sie können sich eine Art Energieball zwischen Ihren Händen vorstellen, den Sie leicht zusammendrücken. Fühlen Sie, während Sie die Bewegung ausführen, immer wieder in beide Hände gleichzeitig hinein.

Je nach Abstand der Hände – er beträgt meist zwischen fünf und 20 Zentimeter – können Sie unterschiedliche Wahrnehmungen in den Handinnenflächen feststellen: Vielleicht kribbelt es oder es vibriert, oder Sie bemerken einen Temperaturunterschied (wärmer oder kälter). Die Wahrnehmungen können unterschiedlich intensiv sein. In jedem Fall sollten Sie das Gefühl haben: Da passiert etwas.

Wenn Sie die Übung einige Male durchgeführt haben, beginnen Sie wieder von vorn. Heben Sie die rechte Hand und spüren Sie in die Handfläche hinein. Tun Sie das Gleiche nun mit der linken Hand. Sollten Sie wenig oder nichts fühlen, reiben Sie die Hände gegeneinander und beginnen Sie von vorn.

Erhöhter Schwierigkeitsgrad

Wenn Sie ein für Sie gutes Gefühl in beiden Handflächen aufgebaut haben, erhöhen Sie den Schwierigkeitsgrad. Heben Sie beide Hände vor dem Körper etwa bis auf Brusthöhe an und führen Sie sie anschließend weit auseinander (Abbildung S. 22 links). Sie sollten dabei immer beide Hände gleichzeitig fühlen.

Nun lassen Sie eine Hand vor dem Körper und bewegen die andere Hand hinter den Körper (Abbildung S. 22 rechts). Die Hände bleiben dabei geöffnet. Fühlen Sie während der Übung immer in beide Hände. Beide Hände sollten einen guten gefühlten Kontakt haben.

Die Basisübungen sind ganz wichtige Vorübungen für Matrix-Inform-Anwendungen, werden aber leider oft vernachlässigt. Dabei ist es wie beim Muskelaufbau: Nur was gebraucht, benutzt und trainiert wird, wird auch kräftig und stark. Die Basisübungen trainieren die

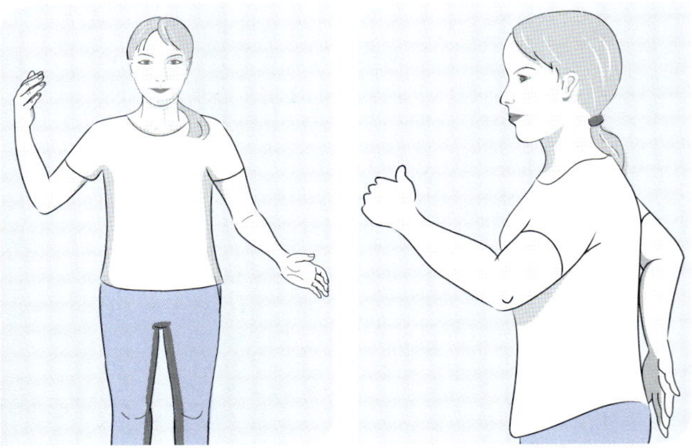

sensorischen Rindenfelder und führen dazu, dass Sie zunehmend beide Hände gleich gut spüren können, um die Zwei-Punkt-Methode damit auszuführen. Wiederholen Sie die Übungen deshalb in regelmäßigen Abständen.

Übung 2 – Hände auf dem Körper

Bei der nächsten Übung legen Sie die Hände auf den Körper auf, denn Sie sollten Ihre Hände auch bei Körperkontakt deutlich spüren und verbinden können. Legen Sie eine geöffnete Hand auf eine beliebige Körperstelle, beispielsweise auf die Leiste (Abbildung S. 23 links). Sobald Sie diese Hand deutlich spüren, legen Sie die andere Hand auf eine zweite, ebenso beliebig gewählte Körperstelle, beispielsweise auf die Brust (Abbildung rechts). Es empfiehlt sich, die Hände zu Beginn noch nicht über Kreuz auf den Körper zu legen, da dies die sensorischen Rindenfelder in der Wahrnehmung irritieren kann. Fühlen Sie nun in beide Hände gleichzeitig. Sie sollten beide Hände deutlich wahrnehmen können.

Bei den Basisübungen geht es ausschließlich darum, zu fühlen. Dabei findet noch keine Anbindung an das höhere Bewusstsein statt, weshalb Sie auch noch keine Reaktionen erwarten dürfen.

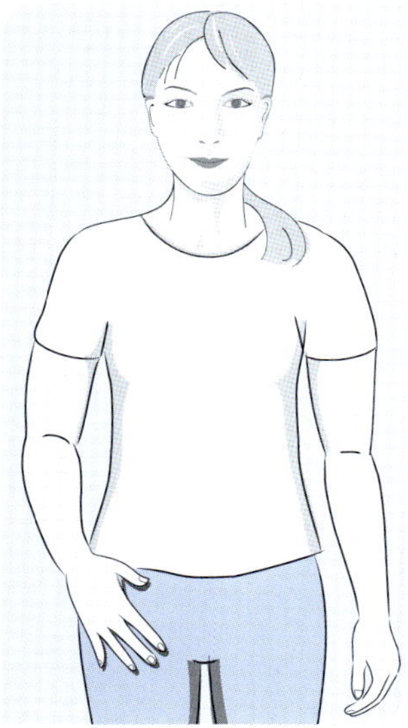

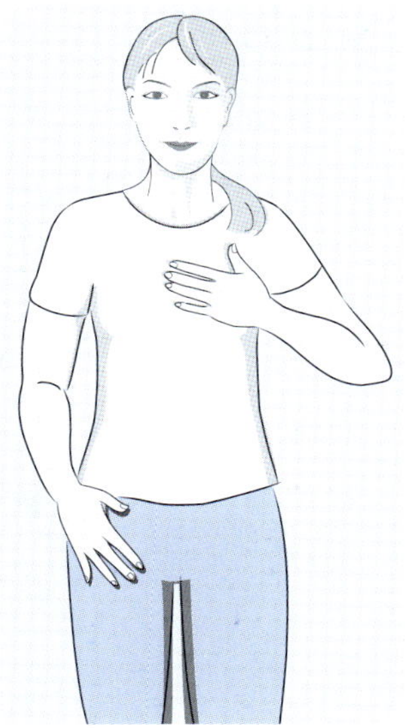

Die Zwei-Punkt-Methode

Zunächst ist es wichtig zu wissen, dass es bei der Zwei-Punkt-Methode und den Matrix-Inform-Anwendungen keine »guten« und keine »schlechten« Punkte gibt; es gibt nur gut oder schlecht gefühlte Verbindungen. Sie können beliebig viele Punkte am Körper miteinander verbinden und mit dieser einfachen Methode zunächst spielerisch üben.

Um nun auch eine Anbindung an die lichtvollen, universellen Energien herzustellen, damit verdichtete Energien transformiert werden können, bedarf es noch eines weiteren, sehr entscheidenden Schrittes: Sie müssen aufhören zu denken bzw. eine Gedankenlücke erzeugen. Auch wenn wir in einer ausgesprochen intellektlastigen Gesellschaft leben und den Denkapparat, den Verstand, hoch gezüchtet und in den Mittelpunkt unseres Seins gestellt haben, es ist leichter, als Sie glauben, für eine kurze Zeit eine Gedankenlücke zu erzeugen.

Der einfachste Weg ist das bewusste Ausatmen. Gehen Sie dafür folgendermaßen vor:

- Stellen Sie sich aufrecht hin; Sie sollten gerade, aber locker und entspannt stehen und sich nicht verkrampfen. Stellen Sie sich zur Sicherheit vor einen gut gepolsterten Stuhl oder einen Sessel; manchmal tritt sofort eine Wirkung ein, und die Welle könnte Sie im wahrsten Sinne des Wortes umwerfen.

- Nehmen Sie einen bewusst gefühlten Kontakt zu einer Ihrer Hände auf und legen Sie diese auf eine beliebige Körperstelle.
- Nehmen Sie nun Kontakt zur anderen Hand auf; fühlen Sie in die Hand hinein und legen Sie sie auf eine andere Stelle des Körpers.
- Nehmen Sie beide Hände bewusst wahr, spüren Sie beide Hände ganz bewusst.
- Atmen Sie nun ein und anschließend bewusst wieder aus. Während des Ausatmens sollten Sie beide Hände fühlen. Es entsteht gleichzeitig ein mentales Loslassen.
- Nehmen Sie die Hände nach dem Ausatmen wieder vom Körper.

In einigen Fällen entstehen bereits bei der ersten Übung körperliche Reaktionen wie Wärme, Kälte, ein Kribbeln, Zittern oder Wackeln, Gähnen oder tiefes Einatmen bis hin zum Umfallen. Wenn Sie im Stehen üben, sollten Sie sich nach hinten immer mit einem Stuhl oder einem Sessel absichern.

Wenn es nicht sofort klappt, wenn Sie also nichts spüren – was zu Beginn der Arbeit mit Matrix Inform sehr oft der Fall ist –, beginnen Sie einfach von vorn und wählen zwei andere Punkte am Körper. Jede Übung dauert nur so lange, wie Sie brauchen, um die beiden Punkte gefühlt zu verbinden und dann auszuatmen. Sie können die Übung auch mehrmals nacheinander durchführen und dabei immer andere Stellen am Körper wählen.

Die Auswahl der beiden Punkte

Obwohl man bei den Punkten nicht von »richtig« oder »falsch« sprechen kann, gibt es doch Verbindungen, die effektiver sind als andere. Deshalb werden die Hände bei der folgenden Übung nicht mehr auf beliebige Körperstellen gelegt, sondern die Stellen werden bewusst und gezielt gewählt.

Für die erste Hand wählen Sie eine Körperstelle, die sich hart, dick oder schmerzhaft anfühlt, die Ihre Aufmerksamkeit erregt oder an der Sie einmal gezielt Energie wirken lassen wollen. Wenn Sie einen guten gefühlten Kontakt in Ihrer ersten Hand haben, machen Sie mit der zweiten Hand weiter.

Fahren Sie mit dieser nun in einem Abstand von fünf bis zehn Zentimetern über Ihren Körper (Abbildung rechts). Im Prinzip scannen Sie den zweiten Punkt auf diese Weise. Sobald Sie eine Veränderung wahrnehmen, haben Sie die zweite Körperstelle gefunden und legen Ihre andere Hand darauf.

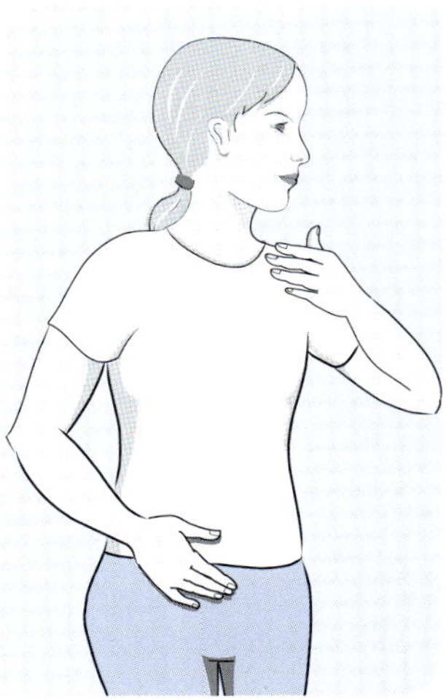

Die Zwei-Punkt-Methode im Überblick

- Wählen Sie für die erste Hand einen Punkt oder eine größere Fläche am Körper, die schmerzt, verhärtet oder unbeweglich ist oder in anderer Form Ihre Aufmerksamkeit erregt.
- Suchen Sie durch Scannen einen zweiten Punkt. Legen Sie die andere Hand dort auf und fühlen Sie in beide Hände hinein.
- Lassen Sie durch bewusstes Ausatmen mental los.
- Nehmen Sie die Hände vom Körper.
- Nehmen Sie die möglichen Reaktionen wahr und fühlen Sie, was sich bei Ihnen verändert hat.

Eine solche Wahrnehmung kann sein: ein Kribbeln, Wärme oder Kälte in der ersten oder in der zweiten Hand oder sogar in beiden Händen. In der Regel ist es eine Veränderung Ihrer Wahrnehmung, und diese wird zu Beginn oft nicht sofort registriert. Je besser Sie also die Basisübungen beherrschen, desto leichter fühlen Sie nun diese feinen Veränderungen beim Scannen des zweiten Punktes.

Versuchen Sie nicht, den zweiten Punkt durch Nachdenken zu finden, das funktioniert nicht; Sie finden den zweiten Punkt garantiert nur durch Fühlen, durch Erspüren. Üben Sie immer wieder, indem Sie unterschiedliche Körperstellen auswählen.

Den Verstand ausschalten

Matrix Inform mit dem Verstand umsetzen zu wollen, ist unmöglich. Der Verstand bzw. der mentale Körper verhindert eine direkte Anbindung an höher schwingende Energien – er ist wie ein Deckel, eine Begrenzung. Um eine gute Anbindung zu bekommen, sollten Sie deshalb in einer gewissen Stimmung von Leichtigkeit, Unbekümmertheit und Lebensfreude sein.

Im Seminar, in dem eine energiegeladene Atmosphäre ohne Alltagsstress vorherrscht, können fast alle Teilnehmer schnell vom verstandesorientierten Denken und Handeln auf Lockerheit und spielerische Leichtigkeit umschalten. Doch in den eigenen vier Wänden herrschen oft andere Bedingungen: Der Verstand dominiert.

Daher ist es empfehlenswert, sich in eine gute, unverkrampfte Stimmung zu bringen, bevor Sie bei sich oder anderen Menschen eine Matrix-Inform-Anwendung durchführen. Zu einer solchen Stimmung tragen beispielsweise schöne Musik, angenehme Gedanken und positive Gefühle bei. Schon einige Minuten reichen, um aus einer verstandesgeprägten Haltung in eine leichte und lockere Stimmung zu kommen. Sind sie dann »besser drauf«, beginnen Sie, die Zwei-Punkt-Methode spielerisch, ohne Konzept und Struktur, also ohne verstandesmäßigen Zwang anzuwenden.

Um für kurze Zeit den immerwährenden Gedankenstrom zu unterbrechen, gibt es kleine Tricks. Am einfachsten ist es, beide Hände gut zu fühlen und dann bewusst auszuatmen. Was auch sehr hilfreich sein kann, ist, den Blick weich zu machen, also zu defokussieren. Die dritte Möglichkeit besteht darin, eine offene Frage zu stellen, sodass der Verstand in einen Suchmodus geht und dadurch eine Gedankenlücke entsteht. Auf welchen Wochentag fällt der 24. Dezember 2014? Was essen Sie nächsten Mittwoch? Wie leben wir im Jahr 2040? Wie sieht das neue Automodell von BMW aus? Welches Hemd ziehen Sie nächsten Freitag an? Bei diesen offenen Fragen ist die Antwort ohne Bedeutung.

Mögliche Reaktionen

Bei den energetischen Anwendungen von Matrix Inform wird eine direkte Anbindung an hohe, lichtvolle Energien hergestellt. Diese haben die Eigenschaft, andere Schwingungen zu transformieren: Dichtere und/oder niedrigere Schwingungen verändern sich. Das bedeutet, dass sich direkte, sichtbare und vor allem spürbare Reaktionen zeigen können.

Jeder Mensch hat sein eigenes energetisches Feld, Millionen unterschiedlicher Schwingungen. Verdichtete Schwingungen können den Energiefluss in der Matrix stören, verzerren, unterbrechen. Das kann erhebliche körperliche und natürlich auch seelische Störungen hervorrufen. Werden solche Verdichtungen verändert, kommt wieder Bewegung in Erstarrtes. Energie ist erneut im (Zu-)Fluss, und die Körperregion wird wieder belebt. Das ist etwa mit der gründlichen Reinigung eines Naturteichs im Garten vergleichbar: Zu Beginn wird alles aufgewirbelt, es sieht schlimmer aus als vorher, doch danach ist alles wunderbar klar und rein.

Reaktionen, die durch energetische Transformation hervorgerufen werden, können sich an gänzlich anderen Körperregionen zeigen. Sie können auch in tiefe emotionale Reaktionen münden: heftigstes Weinen, minutenlanges Lachen. Die Prozesse können sichtbar und eher kürzer anhalten oder auf einer subtileren Ebene den Betreffenden tage- und wochenlang begleiten.

Groteske Verdrehungen des Körpers sind ebenso möglich wie Zuckungen, ein Hin- und Herschwingen des ganzen Körpers oder das Zittern von Händen und Knien. Auch ein Umfallen nach hinten oder nach vorn ist möglich. Deshalb muss immer für eine Absicherung gesorgt sein, wenn die Methode im Stehen durchgeführt wird. Natürlich kann man Matrix Inform auch anwenden, wenn man dabei sitzt oder liegt.

Im Stehen, im Sitzen oder im Liegen?

Wie bereits erwähnt, bietet es sich an, Matrix-Inform-Übungen im Stehen durchzuführen. Im Stehen fließen die Energien leichter und sind deutlicher spürbar. Ein anderer Grund dafür ist, dass sich viele Themen in der

Muskulatur festsetzen und bei Matrix-Inform-Anwendungen im Stehen leichter lösen können. Wenn Sie allerdings Schwierigkeiten dabei haben, Matrix Inform im Stehen durchzuführen, können Sie die Übungen auch problemlos im Sitzen oder Liegen machen.

Wenn Sie die sitzende Variante bevorzugen, sollte der Rücken idealerweise nicht angelehnt sein. Verteilen Sie das Gewicht gleichmäßig auf beide Sitzhöcker und halten Sie den Rücken möglichst gerade, ohne sich dabei zu verkrampfen (Abbildung rechts).

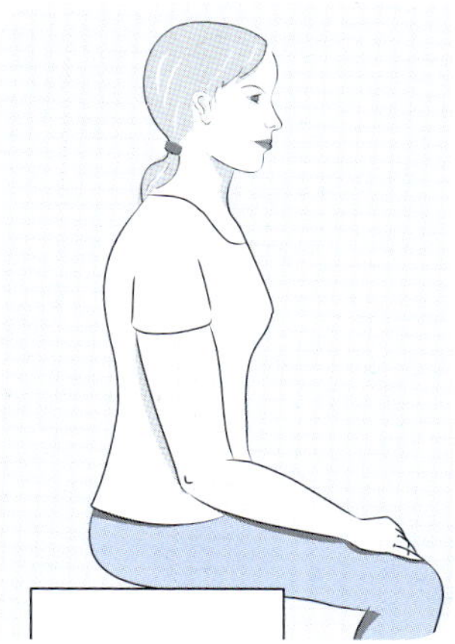

In dieser Haltung können mögliche Reaktionen noch relativ leicht wahrgenommen werden; Sie können zwar nicht umfallen, doch gibt der Oberkörper möglicherweise nach hinten oder vorn nach. Der Verlauf der Übung ist der gleiche wie oben beschrieben.

Die größte Schwierigkeit beim Wahrnehmen von Reaktionen besteht bei Matrix-Inform-Anwendungen im Liegen. Dann ist die Muskulatur entspannter, der Energiefluss ist beeinträchtigt, und die Selbstwahrnehmung ist eher eingeschränkt. Doch das bedeutet nicht, dass die Transformation ausgeschlossen wäre, denn diese findet immer dann statt, wenn hoch schwingende Energien auf verdichtete Energien treffen.

Anwendung bei anderen

Wenn Sie etwas Erfahrung im Umgang mit Matrix Inform haben, können Sie die Übungen nicht nur an sich selbst, sondern auch bei anderen Menschen durchführen. Im Prinzip ist die Durchführung dieselbe, mit dem Unterschied, dass Sie die beiden Punkte nun bei einem anderen suchen und in Ihrem Kopf verbinden müssen. Sie öffnen das Fenster – die Anbindung an höher schwingende Energien – nun für das andere Energiefeld, nicht mehr für das eigene.

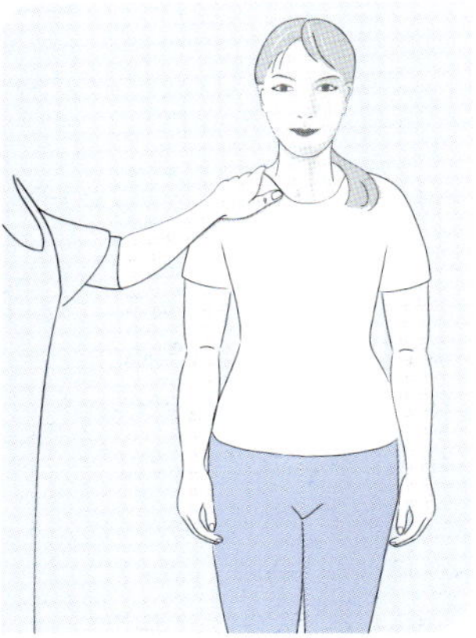

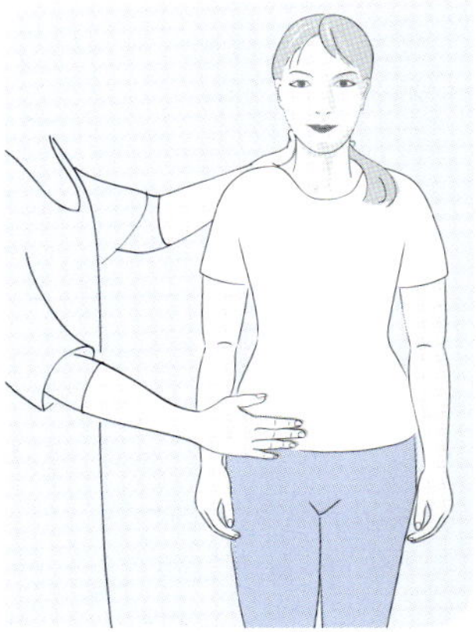

Doch denken Sie immer daran: Selbst wenn Sie nicht mehr am Anfang Ihrer Karriere als Energiearbeiter stehen, Sie wissen nie, wie Ihr Klient reagiert! Sichern Sie die andere Person daher grundsätzlich durch einen Stuhl oder einen Sessel nach hinten ab.

Suchen Sie den ersten Punkt am Körper Ihres Klienten und fühlen Sie in diesen Punkt hinein (Abbildung S. 32 links). Wenn Sie eine gute gefühlte Verbindung haben, scannen Sie den zweiten Punkt und legen Ihre Hand dort auf (Abbildung S. 32 rechts). Sie sollten jetzt eine gute gefühlte Verbindung in beiden Händen haben. Lassen Sie dann durch Ausatmen mental los. Nehmen Sie die Hände vom Körper und warten Sie auf mögliche Reaktionen bei Ihrem Klienten.

Energetische Wirbelsäulenaufrichtung

Kein Mensch ist von Natur aus zu 100 Prozent symmetrisch. Rein optisch lässt sich das bereits im Gesicht erkennen; die Asymmetrie zieht sich jedoch durch den gesamten Körper. Dementsprechend sind körperliche Strukturen – Knochen, Muskulatur, Organe, Nervenversorgungen – in ihrer Funktion unterschiedlich beansprucht und ausgeprägt.

Aus den Anfängen der Menschheitsgeschichte sind uns noch viele nützliche Programmierungen erhalten geblieben, die sich als reflexartige Reaktionen festgesetzt haben. Eines dieser Programme ist es, den Kopf mit den überaus wichtigen Lebensfunktionen zu schützen. Das wirkt sich etwa so aus, dass wir instinktiv den Kopf zwischen die Schultern ziehen, wenn eine mögliche Gefahr besteht, wenn es beispielsweise unerwartet laut knallt. Übertragen lässt sich diese Reaktion auch auf jede Art von Stress oder auf Herausforderungen, die es zu bewältigen gilt.

Bei plötzlich aufkommendem Stress erfolgt die Anspannung. Ist die Situation bereinigt, lassen Sie in der Regel die Anspannung wieder los – eine normale und gewünschte körperliche Funktion. Doch wie sieht es bei Dauerstress und lang anhaltenden Belastungen aus? Auch hier ziehen Sie immer wieder den Kopf zwischen die Schultern, doch es folgt keine Entspannung mehr, sodass sich die Hals-Nacken-Muskulatur in einem dauerhaft angespannten Modus befindet. Das geht so weit, dass Ihr sensorisches Rindenfeld im Gehirn sogar vergisst, wie es ist, wenn Sie entspannt sind. Und die Folgen einer dauerhaften Anspannung übertragen sich auf den gesamten Organismus.

Übung zur Körperwahrnehmung

Machen Sie doch einmal folgende kleine Übung, idealerweise im Stehen, um die Wirkungen an der Wirbelsäule und im Becken bis in die Füße zu spüren.

- Sie stehen aufrecht, mit geradem Kopf (Abbildung 1).
- Bewegen Sie nun Ihren Kopf mit dem Ohr in Richtung einer Ihrer Schultern (Abbildung 2). Wenn Sie können, dürfen Sie das Ohr auch auflegen; gehen Sie aber nur so weit, wie es für Sie ohne Anstrengung oder Schmerzen möglich ist.
- Lassen Sie den Abstand zwischen Ohr und Schulter unverändert und bewegen Sie den Kopf wieder in die gerade Position. Sie simulieren damit eine einseitige Anspannung der Hals-Nacken-Muskulatur Abbildung 3).
- Fühlen Sie in Ihre Wirbelsäule hinein. Registrieren Sie die ausgleichenden Bewegungen, die Ihr Körper bis ins Becken und zu den Füßen macht.
- Bewegen Sie mehrmals langsam den Kopf in die Schräglage und wieder in die aufrechte Position.

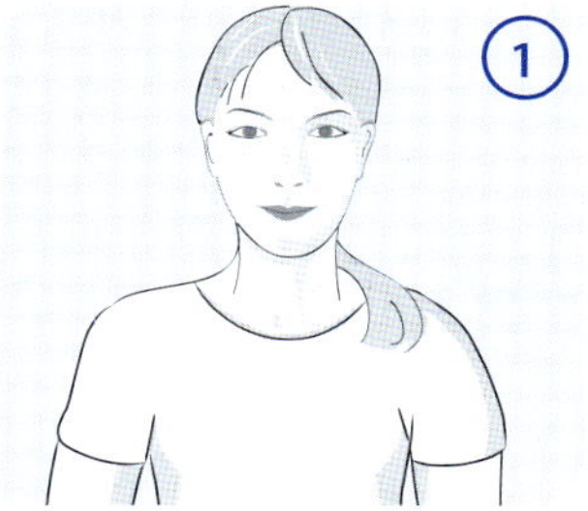

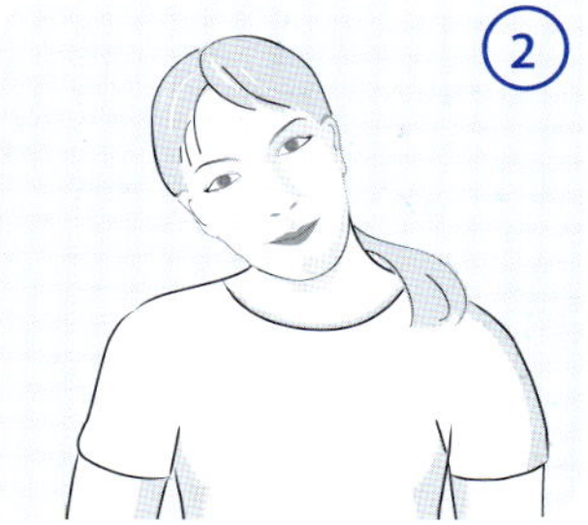

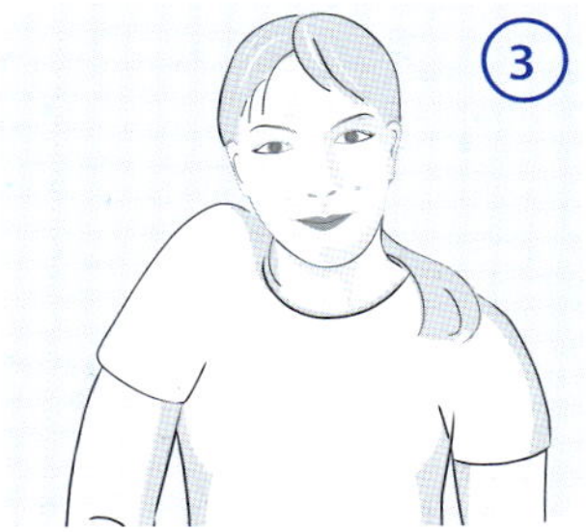

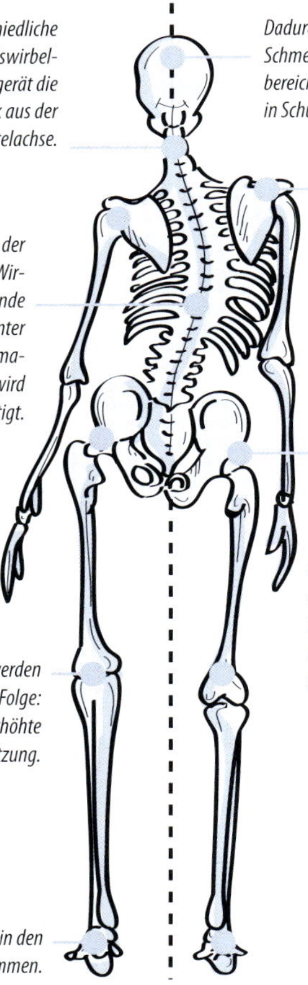

Durch die unterschiedliche Anspannung der Halswirbelsäulenmuskulatur gerät die gesamte Körperstatik aus der Mittelachse.

Dadurch können anhaltende Schmerzen im Kopf- und Nackenbereich entstehen, die mitunter bis in Schultern und Arme ausstrahlen.

Durch den Ausgleich der Anspannung über die Wirbelsäule geraten austretende Rückenmarksnerven unter Druck, und der Informationsfluss zum Gehirn wird beeinträchtigt.

Die Hüftgelenke werden einseitig mehr belastet, was wiederum Schmerzen und eine verstärkte Abnutzung zur Folge hat.

Auch die Kniegelenke werden einseitig belastet. Die Folge: Schmerzen und erhöhte Abnutzung.

Es kann zu Schmerzen in den Fußgelenken kommen.

Die Körperstatik eines Menschen beginnt nicht an den Füßen, sondern am Kopf. Dies steht im direkten Zusammenhang mit dem Gleichgewichtsorgan, das sich im Kopf befindet. Es ist demnach wenig sinnvoll, Beinlängenunterschiede und Beckenschiefstände durch Absatzerhöhungen oder Einlagen zu korrigieren, wenn diese auf eine Anspannungen der Hals-Nacken-Muskulatur zurückzuführen sind – was übrigens bei 90 Prozent aller Beinlängenunterschiede der Fall ist.

Anwendung nach Stürzen, Unfällen und Operationen

Unabhängig davon, wie lange ein Sturz, ein Unfall oder eine Operation zurückliegt, können Sie mit Matrix Inform auf einfache Weise in einem Drei-Schritt-Programm bestehende Verdichtungen, Verzerrungen und Blockaden transformieren.

Im in der Wirbelsäule liegenden Rückenmark befinden sich die Reflexbögen. Eine ihrer Aufgaben besteht darin, bei Stürzen und Unfällen sehr schnell zu reagieren, um die betreffenden Körperteile vor allzu großen Verletzungen zu schützen. Darüber hinaus sorgen sie für einen guten Informationsfluss zwischen dem Zentralnervensystem und den peripheren Körperteilen. Bestehen muskuläre Anspannung und funktionelle Fehlhaltungen entlang der Wirbelsäule, ist der Informationsfluss zwischen dem Zentralnervensystem und dem Rest des Körpers eingeschränkt und fehlerhaft. Daraus entsteht eine reduzierte Selbstheilung. Die Reflexbögen können nicht mehr optimal arbeiten.

Bei Stürzen, Unfällen oder Operationen befindet sich der Körper in einer extremen Stresssituation und einer entsprechenden Anspannung der Skelettmuskulatur. Daher besteht der erste Schritt der Matrix-Inform-Anwendung zunächst darin, die Muskulatur entlang der Wirbelsäule zu entspannen, um den Reflexbögen ihre Arbeit wieder zu ermöglichen.

1. Schritt: Entspannung der Wirbelsäulenmuskulatur und Aktivierung der Reflexbögen

Im Folgenden ist die Anwendung bei anderen, nicht die Selbstanwendung beschrieben, da dies nach Stürzen, Unfällen oder Operationen meist angenehmer ist. Legen Sie eine Hand auf das obere Ende der Wirbelsäule und die andere Hand auf das untere Ende. Fühlen Sie in beide Hände hinein, bis eine gute gefühlte Verbindung besteht, und lassen Sie mit der Absicht »Wirbelsäule entspannen« mental durch Ausatmen los.

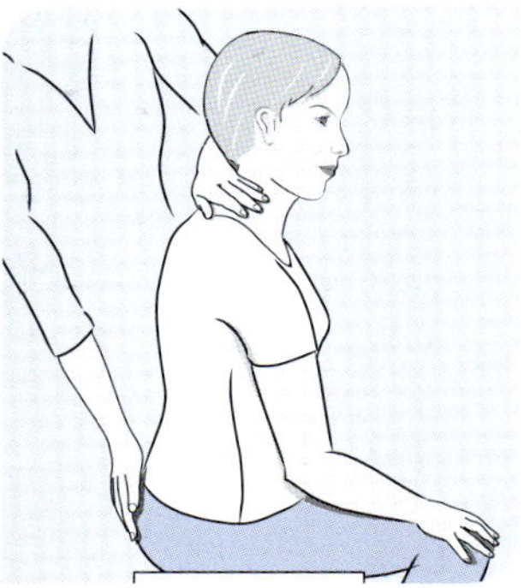

2. Schritt: Alle im Zusammenhang stehenden Traumata transformieren

Bei jedem Sturz, jedem Unfall und jeder Operation sind Traumata begleitende Umstände – körperliche Traumata wie Verletzungen und seelische Traumata wie z. B. Angst. Traumata wirken im Energiefeld eines Menschen als Verdichtungen und Verzerrungen bis hin zu energetischen Blockaden. Sie beeinflussen dadurch nicht nur den Heilungsprozess, sondern können sich auch auf das gesamte zukünftige Leben auswirken. Daher bietet es sich an, mit einer Matrix-Inform-Anwendung und der verknüpften Absicht »Alle im Zusammenhang stehenden Traumata transformieren« die Traumata aufzulösen.

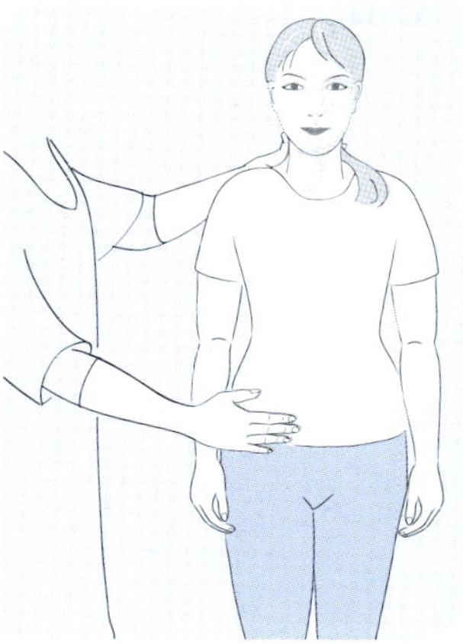

Wählen Sie einen ersten Punkt, scannen Sie einen zweiten Punkt, formulieren Sie die Absicht und lassen Sie durch Ausatmen mental los.

3. Schritt: Verletzte Körperstellen behandeln

Unabhängig davon, ob es eine leichte oder eine schwere Verletzung oder Operation war: Immer sind dabei Zellen

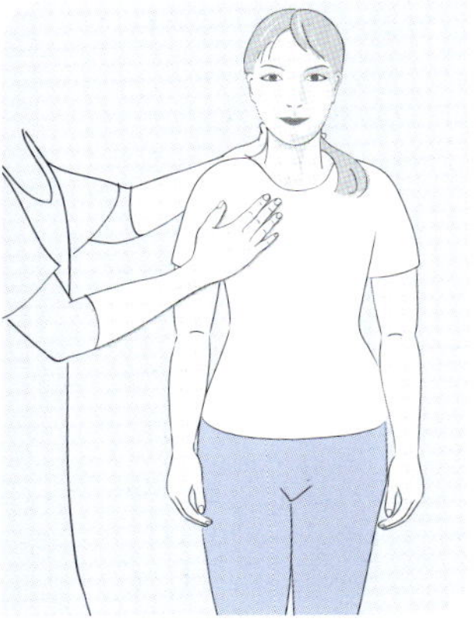

und ganze Körperstrukturen in Stress geraten. Dies kann sich auf der körperlichen Ebene beispielsweise durch Schmerzen und Bewegungseinschränkungen zeigen. Doch auch auf der energetischen Ebene hinterlassen Stürze, Unfälle und Operationen ihre Spuren.

Legen Sie eine Hand auf die verletzte Stelle, scannen Sie einen zweiten Punkt, stellen Sie eine gute gefühlte Verbindung zwischen beiden Händen her, formulieren Sie die Absicht »Alle betroffenen Zellen heilen und reorganisieren« und lassen Sie durch Ausatmen mental los. Sollten mehrere Körperstellen verletzt sein, transformieren Sie am besten eine Verletzung nach der anderen.

Schnelle Hilfe, kürzerer Heilungsprozess

Je schneller Sie nach einem solchen Ereignis, also nach Stürzen, Unfällen oder Operationen, das beschriebene Drei-Schritt-Programm durchführen, desto schneller vollzieht sich der Heilungsprozess. Das Drei-Schritt-Programm können Sie natürlich auch bei sich selbst anwenden, wenn Sie die betroffenen Körperstellen gut erreichen können.

Anwendung bei Alltagsbeschwerden

Die einfache Zwei-Punkt-Methode (siehe S. 24ff.) ist ausgesprochen vielseitig einsetzbar und kann Ihnen bei sehr vielen Alltagsbeschwerden direkte Erleichterung verschaffen. Und das Wunderbare daran: Jeder kann sie bei sich selbst anwenden.

Schmerzen sind immer ein körperliches Zeichen dafür, dass etwas nicht in Ordnung ist. Der Schmerz ist gewissermaßen ein rotes Alarmlämpchen. Wenn bei Ihnen im Auto eine rote Lampe aufleuchtet, kleben Sie auch kein Pflaster darüber, um sie nicht mehr zu sehen, sondern füllen eventuell Öl nach, wenn es die Ölkontrollleuchte ist. Es ist also wenig sinnvoll, die rote Lampe »Schmerz« dauerhaft mit Medikamenten zuzupflastern, ohne die Ursache zu suchen und diese zu beheben.

Natürlich gehören körperliche und seelische Krankheitszustände in die Hände erfahrener Therapeuten, doch Sie können den Heilungsprozess unterstützen und begleiten, indem Sie den Informationsfluss auf energetischer Seite mit Matrix-Inform-Anwendungen anregen, was bei rein schulmedizinischen Behandlungen in der Regel keine Rolle spielt.

Die Wahl des Themas

Bislang haben Sie die Energie immer durch die Wahl der beiden Punkte ins Energiefeld fließen lassen. Nun kommt eine Erweiterung der Möglichkeiten hinzu. Alles, was hinsichtlich der Schwingungen in Ihrem Umfeld aktiv ist, alles, womit Sie sich beruflich, privat, in der Beziehung, in der Familie oder im Sport beschäftigen, wirkt direkt und indirekt in Ihrem Energiefeld. Ich spreche hier ganz bewusst von Themen und nicht von Problemen. Ein Problem betrifft energetisch immer nur einen Pol eines Energiefelds, ein Thema umfasst alle Anteile eines Energiefelds. Zudem kann es sich bei einem Thema auch um einen Wunsch, ein Ziel oder um eine Vision handeln. Durch die Wahl des Themas, das Sie entweder laut aussprechen oder auch nur still denken oder fühlen, richten Sie die Energie direkt und zielgerichtet ins Energiefeld und bewirken eine unmittelbare Transformation im Themenfeld. Sie machen also nicht nur ein Fenster in der Wohnung für eine Reinigung auf, sondern arbeiten direkt z. B. im Wohnzimmer.

Ein Thema muss nicht in allen Aspekten angesprochen werden; es reicht, wenn Sie die Richtung vorgeben, z. B.: »Mein Knie tut weh« oder: »Mein Bauch schmerzt«. In der Regel beinhaltet ein körperliches Problem sehr viele Facetten, die Sie nie alle wörtlich erfassen können. Des Weiteren spielt es keine Rolle, ob Sie ein Thema positiv oder negativ formulieren, da Sie immer hoch schwingende Energien für die Transformation einsetzen und da somit alle Aspekte, die positiven und die negativen, transformiert werden.

Mögliche Themen

- Körperliche Symptome wie Schmerzen, Unwohlsein, Bewegungseinschränkungen, Bluthochdruck, Hormonschwankungen, Verletzungen in Form von körperlichen Traumata und dergleichen mehr

- Bestimmte oder unbestimmte Angst: Spinnen- oder andere Tierphobien, Höhenangst, Angst vor Feuer oder Wasser, Klaustrophobie (Angst vor dem Eingesperrtsein, grundsätzliche Angst in geschlossenen Räumen), Verlustangst, Flugangst

- Bekannte oder unbekannte emotionale Traumata. Mit jedem Erlebnis kann ein Trauma verbunden sein, z.B. der Verlust eines geliebten Menschen oder eines Tieres, ein Unfall oder auch ein einfacher Sturz, der Verlust des Arbeitsplatzes, eine Trennung und Scheidung, ein Kindesmissbrauch oder eine Vergewaltigung

- Ungelöste innere und äußere Konflikte: Eltern-Kind-Beziehungen, die Rolle des Mannes oder der Frau erfüllen zu müssen, bestimmten Erwartungen nicht gerecht werden zu können und dergleichen mehr

- Mentale Blockaden: Glaubenssätze oder Glaubensprogramme, Überzeugungen, Sabotageprogramme, gesellschaftliche und moralischen Vorstellungen

- Wünsche, Ziele und Visionen

Kopfschmerzen

Oft sind Kopfschmerzen ein Ausdruck von Stress und Überlastung. In vielen Fällen reicht es schon, öfter ein

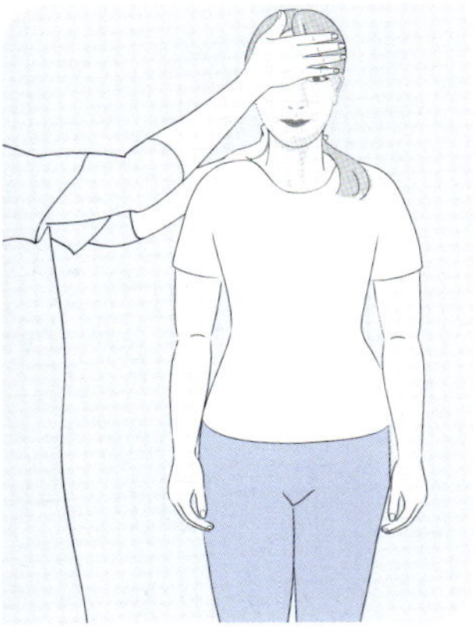

Glas Wasser zu trinken. Nervenzellen, also auch Hirnzellen, bestehen zu 90 Prozent aus Wasser. Fehlt Wasser, signalisieren die Zellen dies in Form von Schmerz. Durch Anspannung der Hals-Nacken-Muskulatur – ein weiterer häufiger Grund für Kopfschmerzen – fließen die Informationen nicht optimal, doch mittels einer Matrix-Inform-Anwendung können Sie den Informationsfluss anregen. Formulieren Sie die Absicht, z. B.: »Muskeln entspannen«. Legen Sie eine Hand auf die Stirn und die zweite Hand in den Nacken. Fühlen Sie beide Hände und lassen Sie durch Ausatmen mental los.

Bewegungseinschränkungen im Hals-Nacken-Bereich

Sie haben eine eingeschränkte Bewegungsmöglichkeit im Hals-Nacken-Bereich. Ihr Kopf lässt sich auf einer Seite nicht weit genug drehen, was Sie beispielsweise beim Rückwärtsfahren mit dem Auto behindert. In diesem Fall lautet Ihr Thema für eine Matrix-Inform-Anwendung: Bewegungseinschränkung im Hals-Nacken-Bereich lösen.

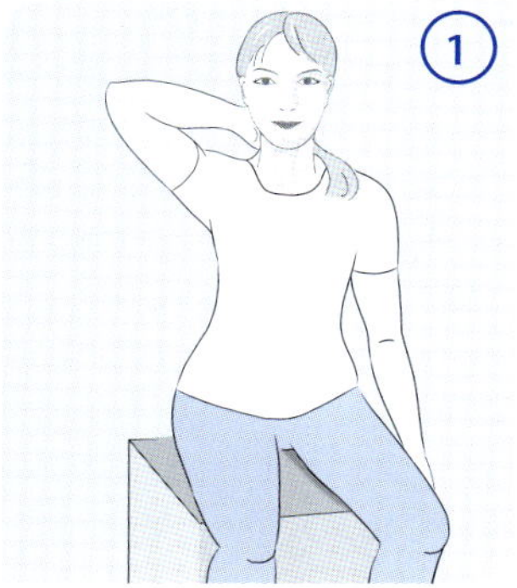

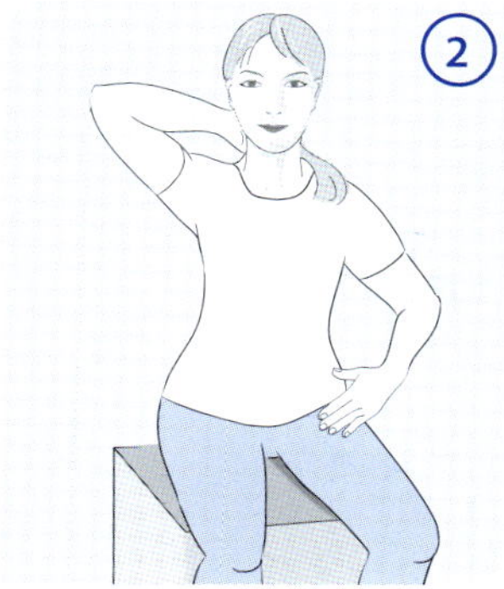

Der erste für das Thema denkbare – aber bitte denken Sie nicht, sondern fühlen Sie – Punkt ist Ihr Nacken. Legen Sie dort eine Hand auf (Abbildung 1). Suchen Sie den zweiten Punkt, indem Sie wie beschrieben den Körper scannen, und legen Sie die andere Hand dort auf (Abbildungen 2 und 3).

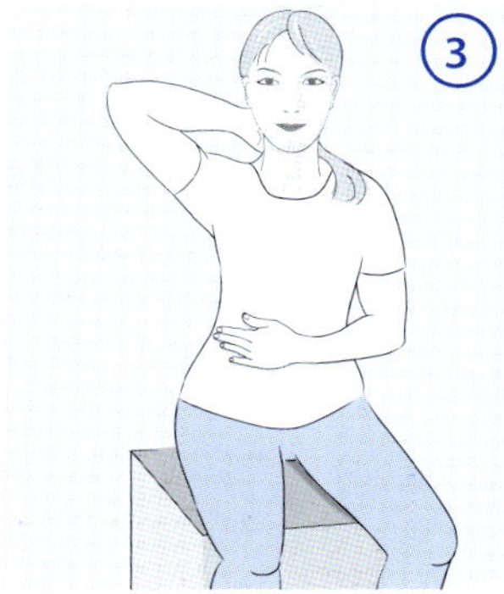

Besteht eine gefühlte Verbindung zwischen Ihren Händen, sagen oder denken Sie den Befehl »Bewegen«. Nun gilt es, eine Gedankenlücke zu schaffen, für einen kurzen Moment nicht zu denken, also loszulassen und auf die Reaktion zu warten. Die einsetzende Energiewelle transformiert nun die verdichteten Strukturen. Dies kann nur wenige Sekunden, aber auch länger dauern. Sie warten einfach das Ende des Prozesses ab.

Ein weiterer Vorteil von Matrix Inform besteht darin, dass Sie das Problem nicht klassifizieren müssen, die Schmerzen in Nacken also nicht als Bandscheibenvorfall, Stress oder einen anderen pathologischen Prozess benennen oder diagnostizieren müssen. Sie interessiert nur, was der aktuelle Zustand ausdrückt. In diesem Fall Unbeweglichkeit, gewissermaßen eine Abweichung vom rechten Pfad des gesunden Zustands, die eine Korrektur als wünschenswert erscheinen lässt. Durch den Befehl »Bewegen« aktivieren Sie den Prozess, der Rest wird für Sie erledigt. Sie tun weiter nichts, wenn Sie den Prozess einmal angestoßen haben.

Schmerzen im Kieferbereich

Zähne und Kiefer stehen in direkter Verbindung zur Hals-Nacken-Muskulatur; beide Strukturen haben einen wechselseitigen Einfluss. Stimmt der Biss nicht, verspannen die Hals-Nacken-Muskeln. Und umgekehrt: Sind die Hals-Nacken-Muskeln verspannt, knirschen Sie vielleicht nachts mit den Zähnen.

Kinder bekommen Kieferspangen zur Korrektur der Zahnstellung, dies ist oft ein jahrelanger unangenehmer bis schmerzhafter Prozess. Unterstützen Sie die Korrektur, indem Sie die Muskulatur im Kiefer immer wieder einmal mittels Matrix Inform entspannen. Die Absicht könnte lauten: »Kiefermuskulatur entspannen«. Legen Sie eine Hand an den Kiefer und die andere Hand in den Nacken. Fühlen Sie in beide Hände und lassen Sie mental durch Ausatmen los.

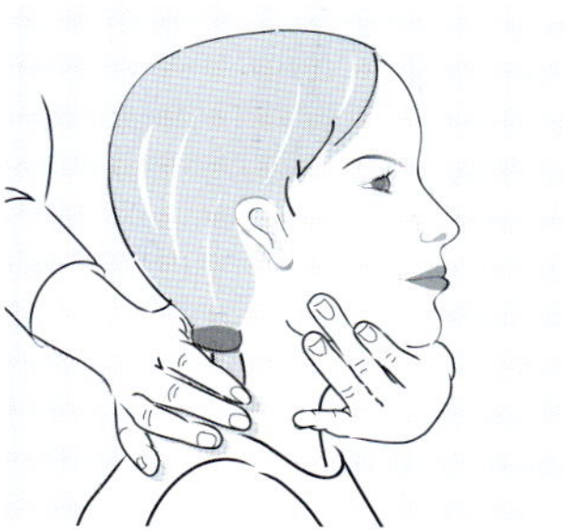

Bauchschmerzen und Menstruationsbeschwerden

Im Bauch sammeln sich viele ungelöste Lebensthemen als energetische Verdichtungen an. Aber auch die Verspannung der Hals-Nacken-Muskulatur wirkt sich bis in den Bauchbereich aus. Das vegetative Nervensystem besteht vereinfacht dargestellt aus zwei Anteilen: dem Sympathikus und dem Parasympathikus. Der Sympathikus steht für Aktivität und Anspannung, der Parasympathikus für Entspannung und Regeneration. Sind die beiden Anteile in Harmonie, funktionieren die inneren Abläufe in den Organen fehlerfrei. Kommt ein Ungleichgewicht auf, entstehen Beschwerden bis hin zu Krankheiten.

Wenn Sie unter Bauchschmerzen oder Menstruationsbeschwerden leiden, sollten Sie es zunächst mit einer Matrix-Inform-Anwendung versuchen, die Verspannungen im Hals-Nacken-Bereich auflöst. Dies hat einen

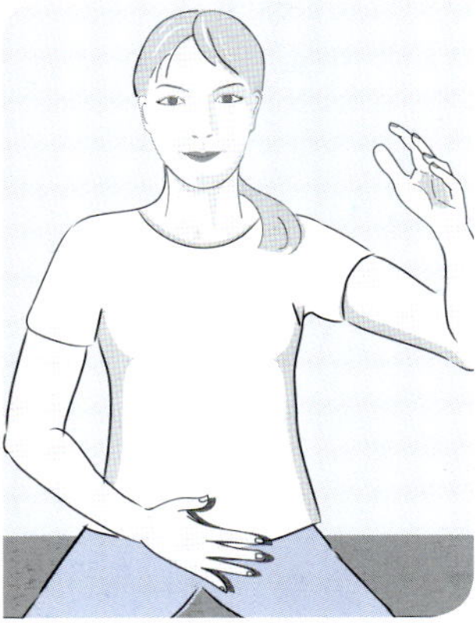

medizinischen Grund, der hier nur sehr vereinfacht erläutert werden kann. Der parasympathische Anteil des vegetativen Nervensystems führt als Nerv außerhalb der Wirbelsäule bis in den Bauchbereich. Etwa in Höhe des dritten Halswirbels kann er durch das umliegende Gewebe wie z. B. Muskeln beeinflusst werden, mit der Folge, dass angespannte Hals-Nacken-Muskeln die Nervenübertragung beeinträchtigen. Dies wiederum kann zu Darmverstopfung, Regelstörungen und anderen Beschwerden führen. Lösen Sie daher immer wieder einmal die Verspannung im Nacken und leiten Sie im Anschluss eine energetische Transformation in die Bauchregion. Wählen Sie beispielsweise die Absicht »Verstopfung auflösen« oder »Darm aktivieren«. Legen Sie eine Hand auf den Bauch, scannen Sie den Körper nach einem zweiten Punkt, fühlen Sie in beide Hände und lassen Sie durch Ausatmen mental los.

Rückenschmerzen

Die Wirbelsäule ist die tragende Stütze unseres Körpers und ermöglicht uns erst den aufrechten Gang. Entsprechend spielt sie eine zentrale Rolle für die gesamte Körperstatik. Viele der anstehenden Lebensthemen finden daher ihren Ausdruck durch Schmerzen und Anspannungen an der Wirbelsäule.

Aus diesem Grund bietet es sich an, immer wieder einmal die gesamte Wirbelsäule zu entspannen und schmerzende Stellen direkt mit Matrix-Inform-Anwendungen zu behandeln.

In manchen Fällen verlagern sich nach einer Matrix-Inform-Anwendung die schmerzenden Stellen oder verschwinden für einige Stunden oder zwei, drei Tage und kommen dann wieder. In solchen Fällen steckt meist kein körperliches Problem, sondern ein ungelöstes Lebensthema dahinter, z. B. ein schwelender Konflikt, Streit am Arbeitsplatz oder in der Familie, Existenzängste und dergleichen mehr. Forschen Sie nach den Ursachen, denn allein die schmerzende Stelle zu beruhigen löst das Thema nicht dauerhaft.

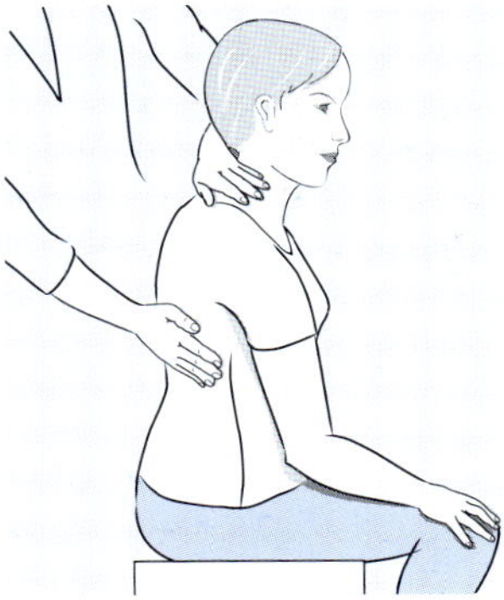

Legen Sie eine Hand beispielsweise in den Nacken, scannen Sie den Körper nach einem zweiten Punkt – vielleicht im Bereich der Wirbelsäule –, fühlen Sie in beide Hände und lassen Sie durch Ausatmen mental los.

Bluthochdruck

Das Wort »Druck« ist ein physikalischer Begriff. Wie entsteht Druck? Nehmen Sie einen Topf, füllen Sie etwas Wasser hinein und stellen Sie ihn auf den Herd. Schalten Sie den Herd ein und legen Sie einen Deckel auf den Topf. Mit zunehmender Erwärmung des Topfs mit dem Wasser entsteht im Inneren des Topfs Druck. Um nun den Druck zu regulieren, haben Sie zwei einfache Möglichkeiten. Entweder nehmen Sie den Deckel vom Topf oder Sie reduzieren die Energiezufuhr, indem Sie den Herd ausschalten. Im Falle von Bluthochdruck handeln die Therapeuten oftmals ganz anders. Sie werfen ein chemisches Mittel in den Topf, erweitern damit die Topfgröße – die Blutgefäße – und erreichen, dass der Druck sinkt – vorübergehend.

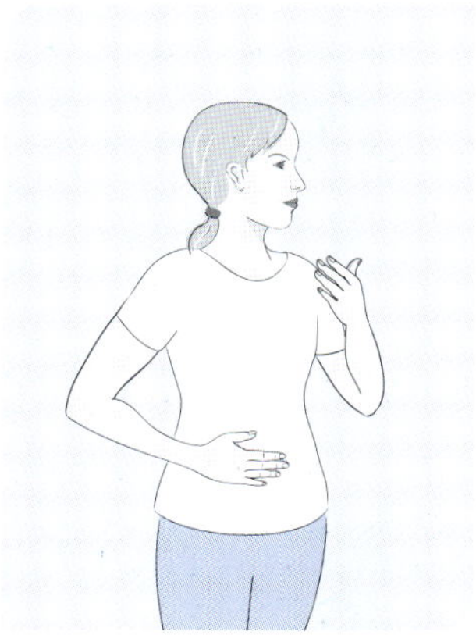

Wenn Sie eine dauerhafte Lösung suchen, müssen Sie die Energiezufuhr – den Stress – reduzieren oder einen Ausgleich schaffen, um den Druck abzubauen. Matrix Inform kann Ihnen dabei hilfreiche Unterstützung bieten, denn oft werden keine Lösungsansätze im Alltag erkenntlich, mit denen man wirkungsvoll Stress abbauen oder einen einen Ausgleich schaffen könnte. Lösen Sie Ihre körperliche, muskuläre Anspannung z. B. an der Wirbelsäule wie oben beschrieben. Wenn der Stress allzu groß und der Blutdruck deutlich erhöht ist, setzen Sie z. B. folgende Absichten ein: »Blutdruck senken«, »Stress abbauen«, »Tagesablauf harmonisieren«. Suchen Sie sich Ihren ersten Punkt am Körper, scannen Sie den Körper nach dem zweiten Punkt und lassen Sie durch Ausatmen mental los. Sie können auch alle Themen nacheinander mit einer Matrix-Inform-Anwendung behandeln.

Chronische Beschwerden oder schwere Erkrankungen

Matrix Inform behandelt keine Krankheiten und keine Krankheitssymptome, und doch kommen Menschen gerade aus solchen Gründen zu Matrix-Inform-Anwendungen. Oft haben sie dann bereits eine jahrelange Odyssee mit den unterschiedlichsten therapeutischen Ansätzen und viel Leid hinter sich.

Verfallen Sie nicht dem Irrtum, chronisch schon lange bestehende Beschwerden oder schwere Erkrankungen wie Krebs, Leukämie oder Multiple Sklerose bedürften einer besonderen energetischen Behandlung. Denn auch hier ist der Körper Ausdruck verzerrter, verdichteter, blockierter oder mangelnder Energie. Und bestehen solche energetischen Einflüsse schon länger, ist auch der Körper mehr aus dem Gleichgewicht geraten als bei akuten Beschwerden. Bleiben Sie ruhig und voller Vertrauen: Sie können keinen Fehler machen, wenn Sie sich mit lichtvollen Energien verbinden. Es wird nur das geschehen, was geschehen kann und darf.

Bei chronischen Schmerzen hat sich durch die stetig wiederkehrende Routine, den ewigen Kreislauf oft ein Schmerzgedächtnis gebildet. Wenn sich ein chronischer Schmerz durch die bereits beschriebenen Möglichkeiten nicht verändert, sollten Sie einmal das Schmerzgedächtnis löschen:

- Legen Sie eine Hand auf die schmerzende Körperstelle.
- Scannen Sie den Körper nach einem zweiten Punkt und legen Sie die andere Hand dort auf.
- Formulieren Sie die Absicht mit den Worten »Schmerzgedächtnis löschen«.
- Lassen Sie mental durch Ausatmen los.
- Warten Sie ab, was geschieht.

Matrix-Inform-Module

Die verschiedenen Module bieten sich an, wenn Sie Ihr Energiefeld nicht nur »lüften«, sondern einer gründlicheren Reinigung und Klärung unterziehen wollen.

Vertiefende Vorgehensweise

Mit der einfachen Zwei-Punkt-Methode (siehe S. 24ff.) und der Wahl eines Themas haben Sie schon einiges in Bewegung setzen können und entsprechende Transformationen eingeleitet. Doch wie bei einem gründlichen Hausputz reicht es auch hier nicht, nur frische Luft in die Räume – in Ihre Energiefelder – strömen zu lassen. Manchmal müssen Sie zu zusätzlichen Geräten greifen, etwa zu Wasser und Putzlappen, Staubsauer oder Teppichreiniger. Vielleicht liegen auch im Keller – Ihrer Vergangenheit – noch unerledigte Themen, die aufgeräumt oder entsorgt gehören. Zu solchen Zwecken gibt es intensiv wirkende Module und Vorgehensweisen. Im Folgenden möchte ich Ihnen einige dieser Module vorstellen, wobei leider nicht alle Möglichkeiten eingehend beschrieben werden können. Dennoch können Sie tiefer gehende Transformationen einleiten und möglicherweise auch übergreifende Zusammenhänge erkennen.

Die Zeitreise

Alles ist im Hier und Jetzt, so sagen die spirituell ausgerichteten Menschen. Und Albert Einstein sagte sinngemäß, die Zeit sei eine sich hartnäckig haltende Illusion, denn in der Quantenphysik geht man davon aus, dass in einem Teilchen sowohl die Vergangenheit als auch die

Gegenwart als auch die Zukunft bereits enthalten sind. Doch wenn alles hier ist, dann muss es auch eine Möglichkeit geben, im Jetzt auf die Vergangenheit zuzugreifen, um dort verdichtete Energien zu transformieren.

Sehr oft wirken ungelöste Erlebnisse aus der Kindheit bis ins hohe Alter nach. Solange sie ungelöst, also noch nicht transformiert sind, handeln und reagieren Sie danach. Das können traumatische Erlebnisse sein, wie körperliche oder seelische Misshandlungen, aber auch Stürze und Unfälle oder mangelnde Zuwendung und fehlende Liebe.

Transformation alter Muster

Einschneidende Erlebnisse und Erfahrungen werden auf der emotionalen Ebene gespeichert und sind über den Verstand nicht veränderbar bzw. noch nicht einmal wissentlich vorhanden. Es sind Programme oder Konditionierungen, die aus dem Unterbewusstsein heraus wirken. In sehr vielen Fällen wissen die Betroffenen nicht, dass sie und ihr Verhalten solchen Programmen unterliegen. Lediglich die Auswirkungen sind oft leidvoll an sich selbst oder für die Menschen im direkten Umfeld spürbar.

Ein Beispiel: Ein etwa 50-jähriger Mann hat sich den Ruf erschaffen, streitsüchtig zu sein. Er hat immer mit irgendwelchen Menschen Streit und strengt sogar Gerichtsprozesse an. Die Ursache für dieses Verhalten liegt in seiner Kindheit. Als kleines Kind bekam der Mann nicht genug Zuwendung und Liebe von den Eltern. Nur wenn er etwas Verbotenes tat, konnte er die Aufmerksamkeit seiner Eltern erregen – er bekam Ärger. Und so setzte sich für ihn die Erfahrung fest: Wenn ich Ärger mache, bekomme ich Aufmerksamkeit und Zuwendung – wenn auch nicht unbedingt eine erstrebenswerte Art der Zuwendung. Dennoch stellten Strafen für ihn einen gewissen Liebesersatz dar. Seitdem zieht sich dieses Verhalten durch sein gesamtes Leben. Er holt sich Energie aus dem Umfeld, indem er sich mit allen und jedem anlegt und streitet, was für ihn definitiv besser ist, als gar keine Beachtung zu finden. Dieses Verhalten lässt sich ändern, indem in den frühen Jahren seiner Kindheit auf energetische Weise Liebe und Geborgenheit aktiviert werden. Dazu muss er gewissermaßen in die Kindheit zurückreisen und dort die alten Muster mit Matrix Inform transformieren und mit Liebe verknüpfen.

Ablauf einer Zeitreise

- Erfragen Sie das aktuelle Alter der Person, mit der Sie eine Zeitreise machen möchten.
- Fragen Sie nach dem zu transformierenden Thema.
- Bestimmen Sie mittels der Absicht den Zielpunkt, z. B. die Zeit, in der das zu transformierende Ereignis erstmals stattgefunden hat.
- Wählen Sie Ihren ersten Punkt am Körper.

- Scannen Sie den Körper nach dem zweiten Punkt und halten Sie die gespürte energetische Verbindung zwischen beiden Händen. Abgesehen vom folgenden Rückwärtszählen sollten Sie keinem anderen Gedanken nachgehen.
- Zählen Sie nun vom aktuellen Alter ausgehend rückwärts – entweder einzeln oder in Zweier- oder Fünferschritten –, bis Sie fühlen, dass sich die Energie aufbaut, und durch sichtbare bzw. spürbare Reaktionen eine Transformation beginnt.

Bei höherem Alter empfiehlt es sich, im ersten Zählschritt auf eine Fünferzahl zu gehen und dann in Fünferschritten weiterzuzählen (63, 60, 55, 50 ...). Sobald Sie merken, dass sich die Energie aufbaut, zählen Sie in Einerschritten langsam weiter (20, 19, 18 ...), bis die Welle kollabiert und der Transformationsprozess einsetzt.

Mit Fingerspitzengefühl

Das Modul der Zeitreise kann bei sehr vielen Lebensthemen hilfreich sein, auch bei Themen, deren Ursache nicht unbedingt in der Vergangenheit liegt. Es kommt vor, dass sich Themen an verschiedenen Zeitpunkten eines Lebens zeigen; dann kann es sein, dass die eigentliche Ursache in einem Zusammenhang mit dem damaligen Ereignis steht. Wie bei einer Zwiebel haben sich im Lauf der Zeit immer mehr Schalen über die eigentliche Ursache gelegt. Machen Sie so lange weiter, bis Sie sicher sind, die eigentliche Ursache transformiert zu haben. Diese kann sogar in der Schwangerschaft liegen. Je weiter Sie zurückgehen, desto differenzierter – beispielsweise in Monats- oder Wochenschritten – sollten Sie zählen. In dieser frühen Lebensphase sind innerhalb kürzester Zeit so viele Eindrücke und Erlebnisse zu verarbeiten, dass grobes Zählen leicht den Zeitpunkt verpassen kann.

In vielen Fällen erreichen Sie dadurch bereits eine Transformation der verdichteten Energie. In den Matrix-Inform-Seminaren werden noch weitergehende Möglichkeiten der Zeitreise demonstriert und geübt.

Der Lichtkanal

Der Lichtkanal ist ein universell einsetzbares Matrix-Inform-Modul. Er eignet sich sehr gut für Selbstanwendungen und dient der Harmonisierung und Transformation aller Energiekörper.

Aktivieren Sie für sich den Lichtkanal, so verspüren Sie schon allein durch das Stehen darin die unterschiedlichsten Gefühle – von Kribbeln über Wärme oder Hitze bis zum Schwanken des ganzen Körpers. Diese in der Regel deutlich spürbaren energetischen Einwirkungen stellen an sich schon eine weitreichende Transformation dar.

Sowohl unser physischer Körper als auch die drei anderen Energiekörper haben energetisch eine vertikale Ausrichtung. Wer sich schon einmal mit den Meridianen

Der Lebensplan

Alles, was sich in der dritten Dimension materialisieren soll, hat als Grundlage eine Matrix, einen Plan. Jeder Mensch hat eine Ur-Matrix. Die Ur-Matrix lässt sich am einfachsten mit dem Generalbauplan eines großen Bauprojekts vergleichen. Dort ist alles enthalten, doch wenn es um die Bauausführung geht, werden detaillierte Unterpläne (Matrizen) benötigt, z. B. ein Plan für die Elektrik oder die Wasserversorgung.

Ein Teil der Ur-Matrix eines Menschen ist der jeweilige Lebensplan. Dort werden die Voraussetzungen als energetische Programme angelegt, z. B. die Zeitepoche, das Geburtsland, die sozialen Verhältnisse, aber auch die Potenziale und Fähigkeiten, die zur Bewältigung der zu machenden Erfahrungen gebraucht werden.

In dem Buch *Den Lebensplan erkennen mit Matrix-Inform – Ganzheitliche Quantenheilung praktisch anwenden* wird der Lebensplan erläutert und mit vielen praktischen Übungen aktiviert.

(Energiebahnen im Körper) beschäftigt hat, weiß, dass diese von den Zehen- und Fingerspitzen zum Kopf und zurück verlaufen. Entsprechend dieser vertikalen Ausrichtung und durch das Stehen im Lichtkanal in Verbindung mit Mutter Erde und dem Universum sind direkte Transformationen die Folge.

Über den Lichtkanal ist es möglich, eine direkte Anbindung an den Lebensplan zu bekommen, wenn Sie bestimmte Machtworte (Befehle, siehe S. 63ff.) einsetzen.

Aktivierung des Lichtkanals

1. Schritt – Kreis

Stellen Sie sich mit geschlossenen Füßen locker und entspannt hin. Bevor Sie beginnen, sollten Sie darauf achten, dass Sie bei einer Selbstanwendung durch einen Stuhl, Sessel oder sonstiges Hilfsmittel nach hinten abgesichert sind.

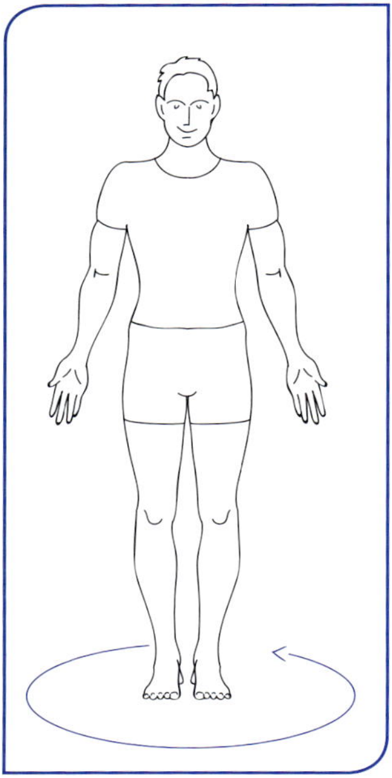

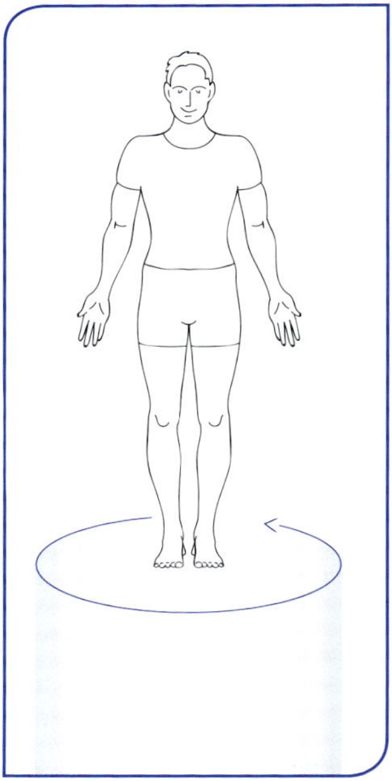

Zeichnen Sie nun um sich herum einen gedachten Kreis auf den Boden, indem Sie mit einer Hand oder mit beiden Händen um den Körper fahren (Abbildung S. 60 links). Mit welcher Hand und in welche Drehrichtung, spielt dabei keine Rolle.

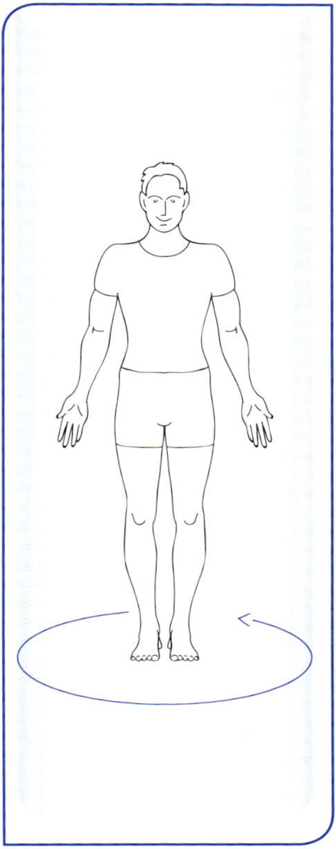

2. Schritt – Tunnel

Erstellen Sie nun mental einen Tunnel, indem Sie den Kreis bis zum Erdmittelpunkt ausdehnen (Abbildung S. 60 rechts). Durch die Verbindung mit dem Erdmittelpunkt beginnt bereits eine Transformation über Mutter Erde und gleichzeitig eine Energieaufnahme. Ihr Energiefeld wird geerdet.

3. Schritt – Röhre

Nachdem Sie nun bestens geerdet sind, ziehen Sie den Kreis an sich hoch (Abbildung rechts). Dies können Sie mit den Händen tun, Sie können es sich aber auch nur vorstellen.

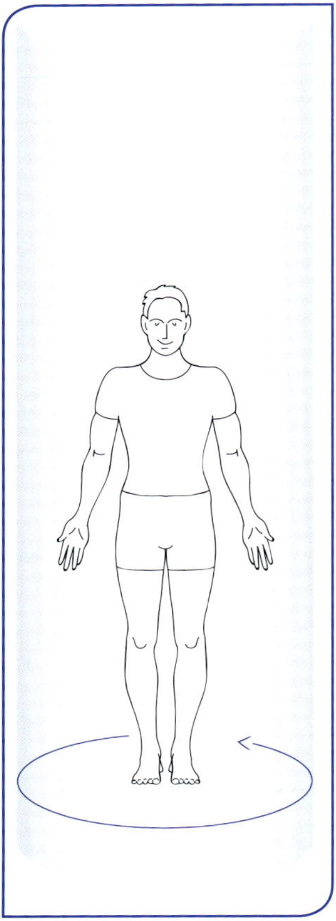

4. Schritt – Anbindung

Zur Vervollständigung des Lichtkanals verlängern Sie nun die Röhre und bilden so einen Kanal bis zum Licht. Sie sind nun vom Erdmittelpunkt bis zum universellen Licht verbunden und stehen in einer energetischen Lichtsäule. Es beginnt eine Reinigung und Klärung Ihres gesamten Energiefelds.

Bleiben Sie einige Minuten lang in diesem Lichtkanal stehen und fühlen Sie, wie sich in Ihrem Energiefeld die unterschiedlichsten Wahrnehmungen zeigen.

Wenn Sie sich im Lichtkanal befinden, können Sie auch mit Matrix Inform arbeiten und die unterschiedlichsten Absichten mittels der Zwei-Punkt-Methode formulieren. Formulieren Sie beispielsweise die Absicht »An den Lebensplan erinnern«. Ihr erster Punkt befindet sich am Körper; den zweiten Punkt scannen Sie entweder auch am Körper oder Sie finden ihn in Ihrem Energiefeld.

Durch Ausatmen lassen Sie dann mental los und bringen die Welle zum Kollabieren. Dann beginnt der Transformationsprozess.

Sie können auch mit anderen Absichten arbeiten, beispielsweise mit:

- Potenziale aktivieren
- Mit dem Lebensplan verbinden
- Das Herz-Kreislauf-System harmonisieren.

Stellen Sie sich gleich morgens nach dem Aufstehen oder im Lauf des Tages einmal in den Lichtkanal. Dadurch transformieren Sie nach und nach alles Überflüssige in Ihrem Energiefeld; Sie werden immer klarer in Ihrer Ausstrahlung und gehen mit Negativem nicht mehr in Resonanz.

Die Kraft der Worte – Befehle

Worte haben Kraft und sind gleichzeitig Schlüssel für Energiefelder und Programme. Die Worte, die wir einsetzen, haben somit großen Einfluss auf unser Leben. Einige Worte lassen sich gut als Befehle einsetzen und bewirken häufig direkte und unmittelbare Transformationen. Dabei wird die Vorgehensweise mit der Zwei-Punkt-Methode durch einen Befehl ergänzt.

- Bestimmen Sie Ihr Thema.
- Suchen Sie sich Ihren ersten Punkt.
- Scannen Sie den Körper nach dem zweiten Punkt und legen Sie dort die andere Hand auf.
- Sprechen Sie den Befehl (siehe unten) laut aus oder denken Sie den Befehl.
- Lassen Sie mental durch Ausatmen los.

Im Folgenden finden Sie eine Auswahl ausgesprochen wirkungsvoller Befehle.

Der Befehl »weg«

Versperrt Ihnen etwas den Weg, sei es physisch, seelisch oder gar geistig, dann hilft das Wort »weg«. Belastet Sie ein Zustand oder Umstand und wollen Sie davon befreit sein, um sich besser zu fühlen, dann bewirkt »weg« die Wegweisung. Wollen Sie etwas Bestimmtes aus dem Weg räumen, so bewirkt »weg« wahre Wunder. Beispiele: Schmerz weg, Thema weg, Wut weg, Selbstmitleid weg.

Der Befehl »Aktivieren«

»Aktivieren« überwindet Passivität. »Aktivieren« bewirkt, dass das vergessene, bereits vorhandene Potenzial wieder hervorgeholt und so erneuert und verwirklicht werden kann. »Aktivieren« ist der Schalter, um vernachlässigte Beziehungen, altes Wissen sowie alte Weisheit und Zugänge wieder aktiv werden zu lassen. »Aktivieren« stärkt Ihre Handlungsbereitschaft. Ihr Leben wird positiv auf diesen Befehl reagieren. Aktivieren Sie Ihr wahres Selbst. Beispiele: Selbstheilungskraft aktivieren, Gesundheit aktivieren, Vitalität aktivieren.

Der Befehl »Ändern«

Bewusstsein bringt Veränderung. Der Befehl »Ändern« bewirkt, dass das, was falsch läuft, in die ursprüngliche und damit richtige Situation gebracht wird. Verspüren Sie z. B. einen körperlichen Schmerz, setzen Sie den Befehl »Ändern« ein und beobachten, was passiert. Eine tatsächliche Veränderung bringt Sie in eine höhere Schwingungsfrequenz, wodurch sich Ihre Lebensqualität automatisch steigert.

Der Befehl »Vertrauen«

»Vertrauen« ist das Zauberwort, das neue Erfahrungen zulässt. »Vertrauen« aktiviert das Bewusstsein der Eigenliebe und erlaubt es, voller Zuversicht und glücklich zu sein. Vertrauen Sie auf sich selbst, und Sie erhalten die Fähigkeit, allem und jedem Ihr Vertrauen zu schenken. Beispiele: Vertrauen in sich selbst, Vertrauen in die universellen Heilkräfte, Vertrauen in die Selbstheilungskräfte des Menschen.

Der Befehl »Bewegen«

Das Wort »Bewegen« löst Erstarrungen und befreit von blockierenden Haltungen. »Bewegen« aktiviert inaktive

Hirnzellen. »Bewegen« setzen Sie ein, wenn Sie verhärtete Strukturen, festgefahrene Situationen oder engstirnige Verhaltensweisen verändern möchten. Auf der körperlichen Ebene setzen Sie »Bewegen« ein, wenn der Bewegungsapparat nur eingeschränkt nutzbar ist: etwa bei Gelenksteifigkeit oder verhärteten Muskeln, Bändern und Sehnen.

Wenn die Themen in der Muskulatur sitzen, können Bewegungseinschränkungen die Folge sein. Das ist sehr häufig im Bereich der Hals- und Nackenmuskulatur zu beobachten. Der Kopf lässt sich nicht richtig drehen oder ist einseitig in der Bewegung eingeschränkt. Ein einfaches und probates Mittel ist hier, die eine Hand in den Nacken oder auf die unbewegliche Stelle zu legen, mit der zweiten Hand einen korrespondierenden Punkt zu scannen und dann mit dem Befehl »Bewegen« und mentalem Loslassen die Transformation einzuleiten. In den meisten Fällen ist direkt im Anschluss die Beweglichkeit deutlich besser oder sogar komplett wiederhergestellt.

Der Befehl »Harmonisieren«

Alle Extreme müssen ausbalanciert, müssen ausgeglichen werden, um in die Mitte zu kommen. »Harmonisieren« gleicht aus und stellt die ursprüngliche Ordnung wieder her. »Harmonisieren« ist der geistige Befehl, wieder ein ausgeglichenes Sein erleben zu wollen. »Harmonisieren« bewirkt und regt an, sich im Großen und Ganzen in Einklang bringen. Beispiele: den Energiekreislauf harmonisieren, das Hormonsystem harmonisieren, die Elemente (Erde, Wasser, Luft und Feuer) harmonisieren.

Der Befehl »Entflechten«

Im Laufe eines Lebens gehen wir sehr viele Bindungen und Beziehungen ein, sowohl positive und förderliche als auch negative und hinderliche. Es geht beim Entflechten nicht darum, Verbindungen zu lösen, sondern darum, Verbindungen und Beziehungen von emotionalen Lasten zu befreien, um wieder klarere Entscheidungen treffen und den Menschen und Dingen unvoreingenommener begegnen zu können.

Mit »Entflechten« können Sie alle emotionalen Bindungen von Belastungen befreien. Unabhängig davon, ob es sich um Eltern-Kind-Beziehungen handelt oder um eine Partnerschaft, die noch besteht oder bereits getrennt ist. Mitschwingende, nicht aufgelöste Verflechtungen können nachhaltig das Leben belasten. Entflechten können Sie auch negative Erlebnisse mit oder in Institutionen wie Krankenhäusern, Schulen und Firmen.

Bei chronischen Erkrankungen sind sehr oft Erlebnisse in der Kindheit oder Jugend ein auslösendes Moment. Diese können im Zusammenhang mit Bezugspersonen wie Eltern, Geschwistern, Großeltern, Lebenspartnern oder Lehrern entstanden sein. Aus den Erlebnissen können sich innere Konflikte oder Traumata gebildet haben, die sich je nach Lebenssituation energetisch negativ auswirken können.

Der Befehl »Entflechten« ist wie die anderen Befehle auch universell einsetzbar, insbesondere bei emotional belastenden Themen. Dazu gehören nicht nur Themen wie Freundschaft, Liebe und Partnerschaft, auch das Thema Geld kann emotional aufgeladen sein. Auch hier können Sie mit dem Befehl »Entflechten« sehr gute Erfolge erzielen.

Der Schieberegler

Aus der Technik kennen wir sogenannte Schieberegler. Mit ihnen lassen sich an elektronischen Geräten bestimmte Veränderungen vornehmen; an einem Radio beispielsweise lässt sich mit einem Schieberegler die Lautstärke vergrößern oder zurücknehmen. Bei den Anwendungen mit Matrix Inform nutzen wir einen Schieberegler mit einer Skala von 0 bis 10. Dabei stellt 10 die maximale Leistung oder Aktivität dar, 0 die geringste.

Der »Schieberegler« ist ein universell einsetzbares Matrix-Inform-Modul. Er kann überall dort Verwendung finden, wo Prozesse verstärkt oder reduziert werden sollen. Ihrem kreativen Geist sind dabei keine Grenzen gesetzt!

Stellen Sie sich einen Schieberegler mit einer Skala von 0 bis 10 vor.

- Bestimmen Sie das Thema und in welche Richtung Sie es verändern wollen.
- Wählen Sie Ihren ersten Punkt am Körper und legen Sie eine Hand darauf.
- Scannen Sie Ihr Energiefeld und legen Sie die andere Hand auf den zweiten Punkt. Spüren Sie in Ihre Hände hinein, bis Sie eine gute Verbindung fühlen.
- Soll die Veränderung in Richtung »mehr« gehen, bewegen Sie den Regler auf der Skala von 0 in Richtung 10 (Abbildung links). Soll die Veränderung umgekehrt in Richtung »weniger« gehen, bewegen Sie den Regler von 10 in Richtung 0 (Abbildung rechts).

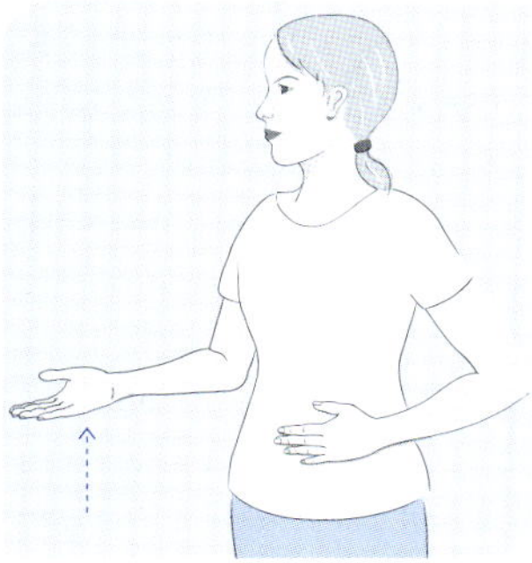

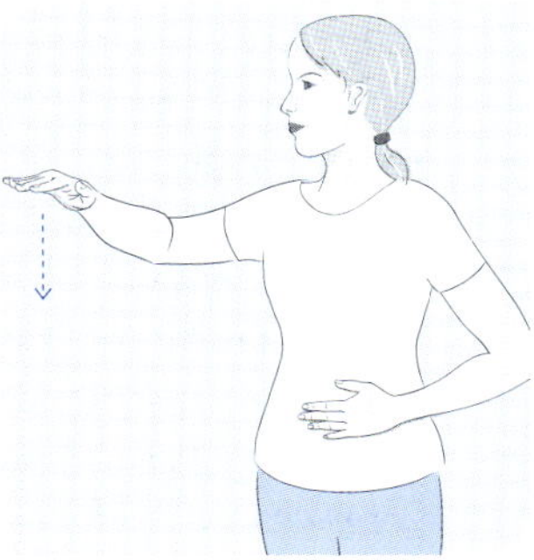

- Wie beim Modul der Zeitreise (siehe S. 54ff.) sollten Sie beide Hände in einer gefühlten Verbindung halten, während Sie den Regler bewegen. In dem Moment, in dem Sie die beste Position auf dem Schieberegler erreicht

Absichten für das Modul »Schieberegler«

Anheben der Energie

- Leichtigkeit anheben
- Lebensfreude anheben
- Begeisterung anheben
- Mut anheben
- Selbstliebe steigern
- Wertschätzung anderer erhöhen
- Geldzufluss erhöhen
- Dankbarkeit intensivieren
- Merkfähigkeit erhöhen
- Wahrnehmung verbessern

Absenken der Energie

- Angst reduzieren
- Stress verringern
- Ärger verkleinern
- Geldabfluss verkleinern
- Hunger reduzieren
- Wut reduzieren
- Trauer verkleinern

haben, fließt die Energie, und Sie nehmen die möglichen Reaktionen wahr.

Ein klassisches Beispiel für den Schieberegler ist es, den inneren Stundenlohn zu verbessern. Viele selbstständige Therapeuten sind es gewohnt, relativ wenig für ihre Leistungen bezahlt zu bekommen, und darüber hinaus sind sie oft sogar innerlich gehemmt, mehr zu verlangen. Die Konditionierungen liegen auf der Hand: »Man muss hart für sein Geld arbeiten«, »Es wird einem nichts geschenkt«.

Wenn es Ihnen auch so geht, probieren Sie doch einmal Folgendes aus. Ermitteln Sie Ihren inneren gefühlten Stundenlohn. Legen Sie eine Hand auf Ihren Körper. Formulieren Sie die Absicht (»Meinen inneren gefühlten Stundenlohn erkennen«), scannen Sie den zweiten Punkt und beginnen Sie beispielsweise von 1 Euro an aufwärts zu zählen. Sie können jede beliebige Zählabstufung wählen und auch bereits höher beginnen, je nach Ihrem aktuellen Verdienst.

Sie werden in dem Moment eine körperliche Reaktion erfahren, in dem Sie Ihren inneren gefühlten Stundenlohn erreicht haben. Nehmen wir an, Sie reagieren bei 18 Euro. Dann setzen Sie den Schieberegler mit der Absicht »Inneren gefühlten Stundenlohn erhöhen« ein und verfahren wie oben beschrieben. Warten Sie einige Augenblicke und ermitteln Sie den nun neuen Wert Ihres Stundenlohns. In der Regel ist der zweite Wert deutlich höher.

Nun stehen Sie sich nicht mehr selbst im Weg, wenn es um einen größeren Verdienst geht. Sie haben einen inneren Widerstand verringert. Beobachten Sie sich in den folgenden Tagen und Wochen, um die Veränderungen festzustellen.

Schnelle Hilfe bei Schmerzen

Wie bereits erwähnt, sind Schmerzen ein Zeichen des physischen Körpers, dass etwas nicht in Ordnung ist. Schmerzmittel sind kurzzeitig sicherlich ein probates Mittel, sollten aber auf keinen Fall als Dauerlösung zum Einsatz kommen. Klären Sie die Schmerzen immer mit einem erfahrenen Arzt oder Heilpraktiker ab.

Darüber hinaus können Sie zum Lindern von Schmerzen auch Matrix Inform einsetzen, indem Sie die Energiewelle mit entsprechenden Befehlen verbinden.

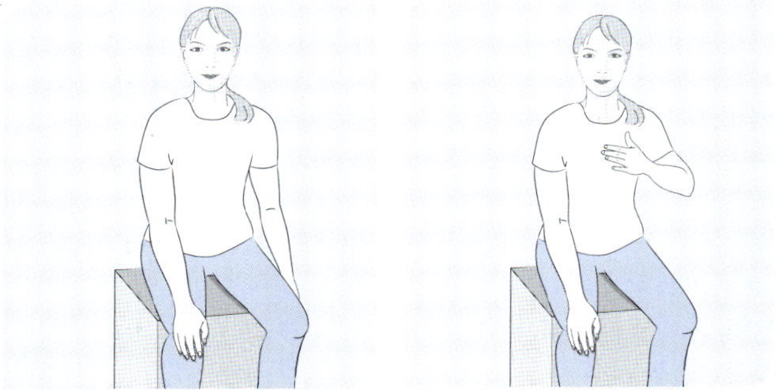

Legen Sie eine Hand auf die momentan schmerzende Körperstelle (Abbildung links), scannen Sie einen zweiten Punkt (Abbildung rechts), formulieren Sie die Absicht »Schmerz weg« und lassen Sie mental durch Ausatmen los.

Mit dem Einsetzen der Energie, der Welle, können Sie auch die Hände vom Körper nehmen. Beobachten Sie, was passiert. Was macht der Schmerz? Verändert er sich in der Intensität oder verschwindet er sogar ganz? Ist er weg, haben Sie eine »perfekte Welle« generiert – herzlichen Glückwunsch! Mit einem solchen direkten Erfolg steigt das Vertrauen in die Matrix-Inform-Anwendung sicherlich. Verändert sich der Schmerz in der Intensität, warten Sie ein wenig ab, ob er sich noch weiter reduziert, bevor Sie gegebenenfalls eine weitere Welle mit der gleichen Absicht auslösen.

Manchmal kommt es vor, dass sich der Schmerz verlagert. Dies ist ein deutliches Zeichen dafür, dass der Schmerz durch ein tiefer liegendes Thema ausgelöst wird. Gehen Sie in diesem Fall folgendermaßen vor:

- Legen Sie eine Hand auf die nun schmerzende Körperstelle.
- Scannen Sie den zweiten Punkt und legen Sie dort die andere Hand auf.
- Fühlen Sie in beide Hände hinein, bis sie eine gute Verbindung haben.
- Formulieren Sie die Absicht »Auslösendes Thema weg«.
- Lassen Sie mental durch Ausatmen los.
- Warten Sie erneut ein wenig und wiederholen Sie den Vorgang bei Bedarf.

Nun gibt es aber auch Umstände, bei denen mit dieser schnellen und im Allgemeinen sehr wirkungsvollen Vorgehensweise kein Erfolg zu erzielen ist. Stellen Sie dann offene Fragen wie die folgenden:

- Was könnte hierbei hilfreich sein?
- Welches Problem ist die Ursache?
- Was muss sich ändern, damit der Schmerz vergeht?
- Wer kann hierbei helfen?
- Was kann hierbei hilfreich sein?

Das weitere Vorgehen kennen Sie bereits:

- Legen Sie eine Hand auf der schmerzenden Stelle auf.
- Scannen Sie den zweiten Punkt.
- Stellen Sie eine offene Frage – die Antwort darauf erhalten Sie intuitiv.

Diese Vorgehensweise muss geübt werden. Doch sobald Sie eine Antwort erhalten – das kann ein Gedanke, ein Gefühl, ein Bild, eine Reaktion oder etwas völlig anderes sein –, lassen Sie mental los. Die in der Antwort liegende Energie veranlasst eine Transformation. Tun Sie sich einen Gefallen und hinterfragen Sie die intuitiv erhaltene Antwort nicht, sonst sind Sie unmittelbar »im Kopf« – arbeiten also mit dem Verstand – und verhindern die Transformation. Der Verstand kann eine Antwort in der Regel nicht zuordnen; er kennt die Zusammenhänge nicht und blockiert das Geschehen. Nach einer erfolgreichen Transformation können Sie natürlich über den Prozess nachdenken; doch in vielen Fällen ist dies nicht besonders sinnvoll. Dadurch wird allein das Ego befriedigt. Zudem lassen sich aus den Antworten keine Regeln und Strukturen ableiten.

Wenn Sie an chronischen Schmerzen leiden, bei denen sich vermutlich bereits ein Schmerzgedächtnis gebildet hat, ist es sinnvoll, das Schmerzgedächtnis zu löschen. Gehen Sie dabei wie auf Seite 51f. beschrieben vor.

Rituelle Vorgehensweisen

Auch wenn es keine Struktur und keine Regeln bei Matrix-Inform-Anwendungen gibt, lässt sich der Einstieg in Matrix-Inform-Anwendungen wie ein kleines Ritual aufbereiten und durchführen.

Zur Funktion von Ritualen

Ein Ritual hilft Ihnen, Ihre Handlungen schneller, direkter und effektiver ins Leben zu rufen und sich auf das Kommende einzustimmen. Der wiederkehrende Ablauf des Rituals verbindet Sie mit den entsprechenden morphischen Feldern (siehe S. 84), sodass die dort gespeicherten Informationen ebenfalls zur Wirkung kommen können. Durch ein Ritual konditionieren Sie sich auf das direkt bevorstehende Ereignis oder auf Ihre Handlungen.

Rituale kennen wir in allen Lebensbereichen. In der Kirche beim Gottesdienst sind Rituale ebenso vertreten wie beim Beginn eines sportlichen Wettkampfs, etwa beim Singen der Nationalhymne.

Vereinfacht gibt es dabei zwei Varianten. Ganz gleich ob Sie mit sich selbst oder mit anderen Menschen, mit Tieren, Dingen oder Situationen arbeiten möchten – der erste und wichtigste Schritt ist folgender: Bringen Sie sich in eine angenehme und leichte Stimmung. Dies können Sie mit einer beschwingenden Musik erreichen oder indem Sie sich z.B. mit dem Bewusstseinsfeld Matrix Inform Genesis verbinden, das Ihnen am Ende dieses Buchs (siehe S. 107ff.) vorgestellt wird.

Als Nächstes stellen Sie eine Verbindung mit sich oder der Person, mit der Sie arbeiten möchten, her. Dies kann auf ganz unterschiedliche Weise geschehen. Sie können es sich z.B. fest vornehmen, mit sich selbst zu arbeiten. Sie können die Person, mit der Sie arbeiten wollen, ansprechen oder sie ansehen. Sie können eine Absicht formulieren. Im Grunde geht es dabei darum, sich im Hier und Jetzt zu verankern, sich dessen, was Sie tun wollen, bewusst zu werden. Durch die Verbindung machen Sie und gegebenenfalls die andere Person sich bereit.

Intuitives Vorgehen

Bei Matrix-Inform-Anwendungen brauchen wir nur wenige bis keine Informationen über das Thema oder über die Person, um eine wirkungsvolle Transformation einzuleiten. Daher können Sie ganz zielgerichtet durch das Benennen Ihres Themas beginnen bzw. die Person, mit der Sie arbeiten möchten, nach ihrem Thema fragen.

Das Thema kann laut ausgesprochen werden oder nur gedacht sein. Mit der Auswahl des Themas wird die Zielrichtung für die eingeleitete transformierende Energie bestimmt. Bitte denken Sie das Thema nur an und versuchen Sie nicht, sich darauf zu konzentrieren oder es zu vertiefen.

Richten Sie sich anschließend durch eine offene Frage aus, beispielsweise: »Welches Modul kann ich einsetzen?« Der erste gedankliche Input zeigt Ihnen den nächsten Schritt.

Mit der offenen Frage bekommen Sie intuitiv den besten Weg aufgezeigt. Zu Beginn bedarf es dazu noch etwas Übung, doch mit der Zeit werden Sie im Wahrnehmen der intuitiven Vorgehensweise immer sicherer werden. Arbeiten Sie mit dem Modul, das Ihnen intuitiv zuerst in den Sinn kommt, und verfahren Sie wie an der entsprechenden Stelle im Buch beschrieben.

Warten Sie die Reaktionen ab und richten Sie sich danach wieder durch eine offene Frage aus, z. B.: »Was ist mein nächster Schritt?« Durch diese Vorgehensweise kommen Sie sehr schnell und direkt an die tiefer liegenden Verdichtungen und Themen heran, ohne dass Sie mehr darüber wissen müssten.

Sobald Sie fühlen, dass das Thema transformiert ist – dies ist oft als eine Form der Erleichterung wahrzunehmen –, können Sie sich dem nächsten Thema zuwenden oder die Matrix-Inform-Anwendung beenden.

Kürzere Variante

Die andere Variante der rituellen Vorgehensweise ist kürzer und direkter. Mit ihr können Sie durch die Auswahl entsprechender Befehle kleinere Themen direkt transformieren bzw. diesen schneller auf die Spur kommen.

- Stellen Sie eine Verbindung wie oben beschrieben her.
- Benennen Sie Ihr Thema oder fragen Sie die andere Person nach ihrem Thema.
- Setzen Sie den Prozess durch einen Befehl wie »Aktivieren« mit der Zwei-Punkt-Methode in Gang.
- Beobachten Sie die Reaktion.

Dazu ein Beispiel: Wenn jemand mit Rückenschmerzen zu Ihnen kommt, können Sie mithilfe des verkürzten Rituals den Befehl »Weg« auf die schmerzende Stelle anwenden. In vielen Fällen ist der Schmerz dann tatsächlich weg und bleibt es auch. Sie brauchen also nicht erst durch eine offene Frage nach einem geeigneten Modul suchen, um zu einem sofortigen Ergebnis zu gelangen. Bleibt bei dieser Vorgehensweise der Erfolg aus, können Sie in einem nächsten Schritt immer noch die offene Frage stellen.

Die rituelle Vorgehensweise ist ein sehr wirkungsvoller Einstieg in jede Matrix-Inform-Anwendung. Ohne Umleitung können Sie direkt alle Module und Ansätze mit einbeziehen. Sie müssen nicht alles aus einer Checkliste abfragen, um auch ja nichts zu vergessen, und können dennoch sehr effektiv handeln.

»Ich Bin« – Zentrierung

Ein großes Problem unserer zivilisierten Welt ist, dass viele Menschen nicht mehr in ihrer Mitte sind oder sehr schnell aus ihrer Mitte gebracht werden können. Mit der nachfolgenden Übung erhalten Sie ein Werkzeug, das Sie jederzeit und überall ohne großen Zeitaufwand einsetzen können, um immer wieder in Ihre Mitte zu kommen. Denn Ihren ganz persönlichen Lebensplan leben Sie am besten aus Ihrer eigenen Mitte heraus. Wenn Sie in Ihrer Mitte sind, können Sie die auf Sie einwirkenden Schwingungen leichter erfassen und gezielter darauf reagieren.

- Setzen Sie sich aufrecht auf einen Stuhl oder Sessel. Die Füße sollten dabei nicht überkreuzt sein.
- Legen Sie die Hände auf den Bauch und fühlen Sie in den Bauch hinein (Abbildung).
- Denken Sie nun in Ihren Bauch, nehmen Sie Ihren Bauch bewusst wahr. Ihr Bauch sollte im Laufe der Übung in den Mittelpunkt Ihrer Aufmerksamkeit gelangen und für den Zeitraum der Übung auch dort bleiben.

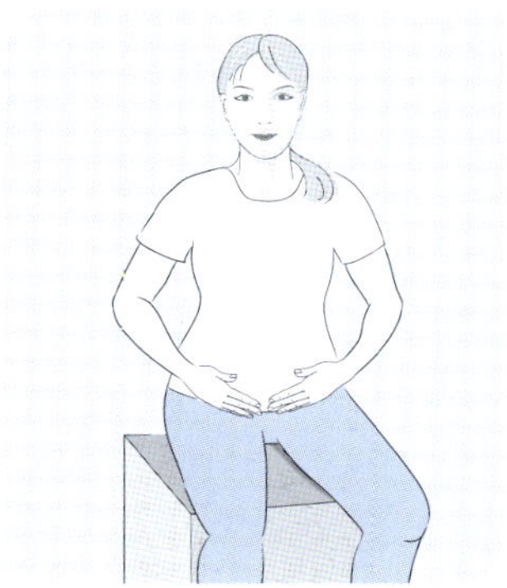

- Sobald Sie einen guten und intensiven Kontakt hergestellt haben, beginnen Sie damit, den Bauchraum auszudehnen. Fühlen Sie, wie Ihr Bauch größer und größer wird. Unterstützen Sie das Gefühl, indem Sie sich Bilder davon machen, wie in Ihrem Bauch ein Raum entsteht.

- Dehnen Sie diesen Raum in Ihren Bildern und Gefühlen aus, machen Sie ihn groß und weit. So groß wie einen Saal, eine Halle, eine Kathedrale, eine riesige Höhle oder ein Fußballstadion. Je größer Sie sich Ihren Raum erschaffen, desto besser.
- Nachdem nun Ihr Raum sehr groß ist, bringen Sie Licht hinein. Leuchten Sie den Raum aus, mit Kerzen, Leuchtern, Lampen, Strahlern, Sonnenlicht oder Flutlicht. Machen Sie Ihren Raum hell.
- Im nächsten Schritt werden Sie zum Beobachter, der in den Raum hineinschaut. Sehen Sie in Ihren Raum hinein und suchen Sie sich. Schauen Sie, wo Sie sich in Ihrem Raum befinden. Sind Sie in einer Ecke, an einer Wand, an der Decke, in der Mitte?
- Es kann vorkommen, dass Sie sich in Ihrem Raum gar nicht finden. Wenn das so sein sollte, gehen Sie bewusst in den Raum hinein.
- Gehen Sie nun gezielt in die Mitte des Raums. Sollte irgendetwas Sie daran hindern, den Ort, an dem Sie sich gerade befinden, zu verlassen, um in die Mitte zu gelangen, lösen Sie die Behinderung auf. Sind es Seile, schneiden Sie sie mental mit einem Messer oder einer Schere durch; ist es ein Klebstoff, verwenden Sie Lösungsmittel;

sind es Ketten, nehmen Sie einen Bolzenschneider oder eine Eisensäge. Alles ist erlaubt, um die Behinderung zu trennen oder aufzulösen.

- Eine Möglichkeit, die Behinderung zu lösen, könnte auch sein, eine gezielte Matrix-Inform-Anwendung darauf zu geben. Die Absicht wäre: »Trennen oder lösen aller Behinderungen, die mich von meiner Mitte fernhalten«. Spüren Sie dazu in beide Hände, die noch auf dem Bauch liegen, und lassen Sie kurzzeitig mental los, z.B. durch bewusstes Ausatmen.
- Sobald Sie losgelöst und frei sind, bewegen Sie sich gezielt in die Mitte Ihres Raumes. Wenn Sie dort angekommen sind, vergleichen Sie Ihre gefühlte Körpergröße mit der Raumgröße. Wie groß sind Sie im Verhältnis zu Ihrem Raum?
- Wenn Sie klein sind, was beim ersten Üben der Zentrierung oft vorkommt, wachsen Sie. Dehnen Sie sich aus. Sollte das nicht gleich gelingen, plustern Sie sich auf, wie ein Vogel, der sich vor Kälte schützen will. Stellen Sie sich vor, wie Sie sich immer mehr ausdehnen – so wachsen Sie energetisch in Ihren Raum. Werden Sie immer größer, bis Sie den gesamten Raum einnehmen.
- Wenn Sie so groß wie Ihr Raum oder sogar darüber hinausgewachsen sind, wählen Sie die Absicht »Ich bin« und lassen eine Welle laufen. Dafür legen Sie eine Hand auf Ihren Körper und scannen mit der anderen Hand einen zweiten Punkt. Dieser zweite Punkt kann am Körper

oder im Energiefeld sein. Sobald Sie die Verbindung zwischen beiden Hände fühlen, lassen Sie durch Ausatmen mental los.

Mit der Welle aktivieren Sie Ihr »Ich bin« und transformieren alle Dinge, die Sie klein und aus Ihrer Mitte halten. Sie stärken damit Ihr »Ich bin« und geben ihm die Chance, immer größer und intensiver zu werden.

Es empfiehlt sich, diese Übung anfänglich täglich durchzuführen. Mit zunehmender Übung reicht es, nur noch an Ihre Mitte bzw. Ihren Bauch zu denken, um augenblicklich zentriert und vollkommen bei sich zu sein. Mit dieser Übung sind Sie schneller geistesgegenwärtig im Sein.

Offene Fragen transformieren die Realität

»Wer, wie, was, wieso, weshalb, warum, wer nicht fragt bleibt dumm!« Mit diesem gesungenen Text aus der Kindersendung *Sesamstraße* werden Kinder zum Fragen animiert.

Ein guter Verkäufer stellt Fragen, um sich besser auf die Kundenwünsche einstellen zu können, denn im Verkauf heißt es: »Wer fragt, der führt!«. Mit Wissensabfragen werden Prüfungen gestaltet, und seit Jahren füllen die unterschiedlichsten Unterhaltungssendungen die Fernsehkanäle.

Es gibt viele verschiedene Frageformen, darunter die geschlossene Frage, die rhetorische Frage, die indirekte Frage, die offene Frage, die Entscheidungsfrage und die Alternativfrage.

Offene Fragen beginnen mit einem W-Wort: wer, wie, was, wo, wann, weshalb, warum, wieso. Eine offene Frage lässt viele unterschiedliche Antworten zu, und – was im Zusammenhang mit Matrix Inform besonders wichtig ist – der Verstand hat in den wenigsten Fällen eine Antwort parat. Das ist einer der Gründe, warum eine offene Frage eine Gedankenlücke schafft, um eine Anbindung an das höhere Selbst zu ermöglichen. Denn hat der Verstand keine direkte Antwort, geht er in einen Suchmodus, und der mentale Körper ist kurzzeitig leicht zu durchdringen. Wenn Sie eine Gedankenlücke mittels einer offenen Frage schaffen wollen, sind Inhalt der Frage und auch die Antwort vollkommen irrelevant und müssen keinen Sinn ergeben.

Neue Zugänge schaffen

Durch die Beschäftigung mit offenen Fragen, die vom Verstand nicht direkt beantwortet werden können, entstehen neue Zugänge zu morphischen Feldern und den darin gespeicherten Informationen. Zudem aktivieren Sie Ihre geistigen Helfer, die sich durch offene Fragen angesprochen fühlen und es als einen Auftrag ansehen, die bestmögliche Antwort oder Lösung zu präsentieren.

Offene Fragen aktivieren die Schwingung der morphischen Felder, und nach dem universellen Gesetz, dass hoch schwingende Energien niedrigere Schwingungen transformieren, kommen bereits durch die Frage Transformationsprozesse in Gang.

Es gibt unterschiedliche Arten von offenen Fragen:

- Sie können offene Fragen an sich selbst stellen, z. B.: Warum ist mir das schon wieder passiert?
- Sie können offene Fragen an andere Menschen stellen, z. B.: Wann hättest du Zeit für mich?
- Sie können offene Fragen intuitiv einsetzen, z. B.: Was ist mein nächster Schritt?
- Sie können offene Fragen an das Universum und Ihre geistigen Helfer richten, z. B.: Wo finde ich die Lösung zu diesen Problem?

Morphische und morphogenetische Felder

Morphische Felder lassen sich am einfachsten mit einem Datenspeicher vergleichen. So wird alles, was ein Mensch jemals gedacht, gefühlt, getan, erlernt und erfahren hat, in morphischen Feldern gespeichert. Diese Daten dienen den folgenden Generationen als Grundlage für ihre Entwicklung. Verbindet sich nun ein Mensch bewusst oder unbewusst mit morphischen Feldern, bringt er kraft seines Bewusstseins die dort gespeicherten Informationen ins Schwingen, und aus dem bislang passiven morphischen Feld wird ein aktives morphogenetisches Feld.

Bei offenen Fragen kommen die Antworten mitunter direkt und intuitiv. Sie können bei Matrix-Inform-Anwendungen damit arbeiten, um z. B. nach dem besten Modul für die Anwendung zu fragen.

Geht es um Problemlösungen, kann es auch etwas länger dauern, bis sich eine Antwort zeigt. Die Antworten können auf allen Wegen kommen, meist dann, wenn Sie sich mit einer ganz anderen Sache beschäftigen oder in eine Ruhephase kommen bzw. dem Thema vorübergehend keine Aufmerksamkeit mehr schenken.

So kann es sein, dass Sie ganz beiläufig in einem Magazin lesen, ein Buch in einer Auslage sehen, die Antwort in einem Lokal am Nachbartisch hören, eine Person treffen, die genau diese Lösung kennt, oder plötzlich einen Geistesblitz haben.

Haben Sie Geduld

Für das Erkennen und Leben des Lebensplans lassen sich offene Fragen sehr sinnvoll einsetzen, z. B. wenn Zweifel über die Richtigkeit einer Vorgehensweise bestehen oder wenn Sie einmal überhaupt nicht wissen, wie es weitergehen soll bzw. wie Sie beginnen sollen. Doch Achtung: Wie bereits erwähnt, kann eine Antwort manchmal etwas dauern. Ungeduld ist ein sehr großer Widerstand, der dem Fließen der Energien entgegensteht. Erwarten Sie also die Antworten nicht sofort und bleiben Sie im Vertrauen, dass eine passende und sinnvolle Antwort oder Lösung kommt. Sollte wider Erwarten keine oder eine unklare Antwort kommen, kann es an der Fragestellung liegen; in dem Fall formulieren Sie die Frage um, ganz neu oder genauer. Wie so oft bedarf es etwas Übung bei der Fragestellung.

Jedes Mal, wenn Sie eine offene Frage hinsichtlich ungelöster Probleme stellen, verbinden Sie den Vorgang mit einer Matrix-Inform-Welle. Bei größeren Angelegenheiten empfiehlt es sich, die Frage schriftlich zu formulieren und dann eine Anbindung mit der Zwei-Punkt-Methode (siehe S. 24ff.) zu generieren.

Archetypische Energien

Ein Archetyp ist eine Art Urbild und gleichzeitig eine symbolhafte Darstellung. Als Kind lernte ich eine Reihenfolge von archetypischen Lebensformen kennen: Kaiser, König, Kurfürst, Graf, Edelmann, Bettelmann, Bauer, Soldat. Die Archetypen stellen die Werte und das Ansehen des jeweiligen Standes dar. Bezeichnend bei dieser Aufzählung war, dass ein Bauer noch unter einem Bettelmann stand. Letztlich verbinden wir mit einem Archetyp bestimmte Eigenschaften, Rangordnungen und in unserem Falle Energieformen.

Zu den klassischen Archetypen gehören Mutter, Vater, Priester, Lehrer, Krieger und König, doch eigentlich ist jede Daseinsform als Mensch, Tier, Wesen oder Ge-

genstand ein Archetyp. Somit gibt es unzählige Archetypen. Wenn wir uns mit archetypischen Bildern verbinden, wollen wir in den Genuss der damit verbundenen Energien – also in den Genuss der Informationen in dem jeweiligen morphischen Feld – kommen. Der Archetyp ist hierbei der Repräsentant für die Information und gleichzeitig der Schlüssel zum morphischen Feld.

Intuitives Vorgehen

Beim Einsatz von Matrix Inform verbinden wir uns mit lichtvollen Energien aus höheren Dimensionen und lenken diese beispielsweise auf ein archetypisches Energiefeld, kombinieren dies mit dem zu transformierenden Thema und bewirken dadurch eine Änderung im jeweiligen Energiefeld der Person. Um uns mit Archetypen zu verbinden, können wir mit dem Verstand einen auswählen oder unsere Intuition in Anspruch nehmen. Es empfiehlt sich, von Anfang an intuitiv vorzugehen, da dann die Resultate um ein Vielfaches besser sind und gleichzeitig die Intuition generell geschult wird.

Bestimmen Sie das Thema oder fragen Sie die Person, mit der Sie arbeiten möchten, nach ihrem Thema. Suchen Sie sich Ihren ersten Punkt. Stellen Sie nun eine offene Frage, z. B.: »Welcher Archetyp eignet sich hier?«, und scannen Sie gleichzeitig den zweiten Punkt mit der anderen Hand. Sie erhalten nun unmittelbar geistige Antworten in Form von Bildern oder Worten. Ohne zu überlegen, lassen Sie durch mentales Loslassen die Energie fließen und registrieren die Reaktion.

Wenn die Intuition noch wenig geschult ist, kann es beim Entstehen der Bilder anfänglich zu Schwierigkeiten kommen. Doch wie immer gilt: Übung macht den Meister! Bitte versuchen Sie bei der Arbeit mit archetypischen Energien nicht, die Antworten zu hinterfragen. Sie befänden sich dann wieder auf der intellektuellen Ebene und bekämen keine Anbindung an die lichtvollen Energien.

Die Bildwahrnehmung schulen

Wenn die Transformation in Gang gesetzt ist und der Prozess läuft oder beendet ist, bietet es sich an, das Thema und den Archetyp in einen Zusammenhang zu bringen. Dadurch lassen sich mitunter weitere Schlüsse ziehen. Doch manchmal ergeben Archetyp und Thema keinen Sinn; dies liegt dann daran, dass der Verstand keine Zuordnung herstellen kann. Es bedeutet aber nicht, dass es keine Transformation gegeben hätte.

Viele Menschen sind es nicht gewohnt, Bilder zu sehen oder zu interpretieren, da Bilder über die rechte Hirnhälfte ins Bewusstsein dringen und bei uns in der Regel die linke Hirnhälfte im Vordergrund steht. Wenn Sie lernen, Ihre Bilder wieder wahrzunehmen, werden Sie Ihren Zugang zu lichtvollen Ebenen um ein Vielfaches erweitern.

Zum Wohle und Nutzen aller

Wenn Sie mit Matrix Inform und der Zwei-Punkt-Methode arbeiten, ist ein Transformationsprozess nur dann wirkungsvoll, wenn Sie eine Verbindung zwischen lichtvollen, hohen Schwingungen und dem verdichteten Energiefeld eines Themas herstellen können. Dementsprechend liegt bei allen Matrix-Inform-Anwendungen eine übergeordnete Absicht zugrunde: zum Wohle und Nutzen aller. Diese übergeordnete Absicht schließt jede Art von Manipulation aus. Manipulationen sind immer vom niedrig schwingenden Ego ausgelöste Vorgehensweisen. Doch mit dem Verstand – Ihrem Ego – können Sie keine Anbindung an lichtvolle Ebenen erreichen.

Eine Absicht kann sehr hilfreich sein, wenn wir dadurch den Energieeinsatz in die optimale Richtung lenken. Dabei gilt: Aufmerksamkeit lädt mit Energie auf, und Absicht transformiert, denn die Absicht ist die wahre Kraft hinter einem Wunsch. Eine Absicht zielt auf die Zukunft, doch die Aufmerksamkeit herrscht in der Gegenwart.

Entsprechend formulieren Sie Ihre Absicht, bevor Sie beginnen. Beispielsweise könnte die Absicht ein friedvolles Familienfest, volle Beweglichkeit in den Gelenken, ein harmonischer und pünktlicher Flug in den Urlaub, überflüssiges Körpergewicht verlieren und dergleichen mehr sein.

Bedenken Sie bei all Ihren Absichten immer, dass das Universum lenkt. Haben Sie also Vertrauen, dass nur das stattfindet, was für alle Beteiligten förderlich und gut ist.

Kurzfassung einzelner Varianten

In den vorangegangenen Ausführungen wurden Ihnen die verschieden Teile einer Matrix-Inform-Anwendung vorgestellt und erläutert. Nun geht es darum, diese in eine sinnvolle Reihenfolge zu bringen, um die unterschiedlichen Aspekte deutlicher werden zu lassen. Denken Sie immer daran, sich oder Ihren Klienten abzusichern, wenn Sie mit Matrix Inform arbeiten.

Matrix-Inform-Anwendung mit Thema

- Wählen oder erfragen Sie ein Thema oder einen Wunsch. Sie können das Thema laut aussprechen oder es auch nur denken.
- Wählen Sie einen ersten Punkt am Körper und legen Sie eine Hand darauf.
- Scannen Sie den Körper oder das Energiefeld nach einem zweiten Punkt. Wenn Sie den Punkt gefunden haben, legen Sie die andere Hand darauf.
- Wenn zwischen beiden Händen eine gefühlte Verbindung besteht, lassen Sie durch Ausatmen mental los.
- Lösen Sie die Hände vom Körper und warten Sie die Reaktionen ab.

Matrix-Inform-Anwendung mit Absicht

- Wählen Sie eine Absicht. Sie können die Absicht laut aussprechen oder sie auch nur denken.
- Wählen Sie einen ersten Punkt am Körper und legen Sie eine Hand darauf.
- Scannen Sie den Körper oder das Energiefeld nach einem zweiten Punkt. Wenn Sie den Punkt gefunden haben, legen Sie die andere Hand darauf.
- Wenn zwischen beiden Händen eine gefühlte Verbindung besteht, lassen Sie mittels einer Gedankenlücke mental los.
- Lösen Sie die Hände vom Körper und warten Sie die Reaktionen ab.

Matrix-Inform-Anwendung mit Befehl

- Wählen Sie einen ersten Punkt am Körper und legen Sie eine Hand darauf.
- Scannen Sie den Körper oder das Energiefeld nach einem zweiten Punkt. Wenn Sie den Punkt gefunden haben, legen Sie die andere Hand darauf.
- Wenn zwischen beiden Händen eine gefühlte Verbindung besteht, denken Sie den Befehl (siehe S. 63ff.) oder sprechen Sie ihn laut aus.
- Lassen Sie mittels einer Gedankenlücke – z. B. durch Ausatmen – mental los.
- Lösen Sie die Hände vom Körper und warten Sie die Reaktionen ab.

Kombination verschiedener Varianten

- Wählen Sie eine Absicht oder ein Thema. Sie können die Absicht oder das Thema laut aussprechen oder auch nur daran denken.
- Wählen Sie einen ersten Punkt am Körper und legen Sie eine Hand darauf.
- Scannen Sie den Körper oder das Energiefeld nach einem zweiten Punkt. Wenn Sie den Punkt gefunden haben, legen Sie die andere Hand darauf.
- Wenn zwischen beiden Händen eine gefühlte Verbindung besteht, denken Sie den Befehl (siehe S. 63ff.) oder sprechen Sie ihn laut aus.
- Lassen Sie durch Ausatmen mental los.
- Lösen Sie die Hände vom Körper und warten Sie die Reaktionen ab.

Die Matrix-Inform-Anwendungen im Überblick

Sie haben die Fähigkeit, Matrix Inform anzuwenden, wo und wann Sie möchten, bei sich selbst oder bei anderen. Sie arbeiten mit der Kraft des reinen Bewusstseins und stellen die Weichen dafür, dass eine Heilung stattfinden kann. Mehr nicht!

Zur guten **Vorbereitung einer Matrix-Inform-Anwendung** gehört, dass der Anwender nicht darüber nachdenkt oder vorformuliert, wie die Heilung auszusehen hat, denn damit beeinträchtigt er den Heilungsvorgang.

Versuchen Sie nicht, mit Ihren Gedanken zu heilen – das können Sie getrost dem Universum überlassen. Sie müssen auch keine Energie in den Klienten »hineinfließen« lassen, nur weil Sie vielleicht keine sofortigen Veränderungen bemerken.

So wenig es möglich ist, bei einer Matrix-Inform-Anwendung die Veränderungen oder die Heilung vorherzusagen, so sicher ist es auch, dass es keine Nebenwirkungen oder Verschlechterungen gibt. Der einzige Fehler, den ein Matrix-Inform-Anwender begehen kann, ist, Matrix Inform nicht auszuprobieren. Erst in der praktischen Anwendung wird erkennbar, was in der persönlichen Situation alles veränderbar ist. Wer es nicht ausprobiert, hat eine mögliche Chance vertan.

Entscheiden Sie, ob Sie Matrix Inform im Stehen, im Sitzen oder im Liegen durchführen wollen (siehe S. 30ff.). Im Stehen sind Reaktionen meist deutlicher zu beobachten. Denken Sie jedoch an die Gefahr des plötzlichen Umfallens, weil sich die Muskulatur schlagartig entspannen kann. Sorgen Sie deshalb für eine optimale **Absicherung.**

Führen Sie Matrix Inform und die **Zwei-Punkt-Methode** (siehe S. 24ff.) als Selbstanwendung oder als Anwendung am Klienten durch und halten Sie den Klienten unter **Beobachtung;** möglicherweise braucht dieser im Anschluss an die Anwendung etwas Zeit, sich neu zu orientieren. Besonders dann, wenn in kurzer Zeit viel körperlicher Stress und seelische Belastungen aufgelöst werden. Das sollten Sie auch bei einer Selbstanwendung beherzigen.

Entscheiden Sie in Absprache mit dem Klienten sowie mittels Ihrer Intuition, ob Sie eine **weitere Anwendung** anschließen oder ob Sie es zunächst einmal bei dieser Sitzung bewenden lassen. Es gibt keine Regeln, die beispielsweise besagen: Keine zwei Anwendungen am selben Tag! Es hängt davon ab, wie es sich für die Beteiligten am besten »anfühlt«. Der bekannte Spruch »Viel hilft viel« ist bei der Anwendung von Matrix Inform sicher nicht zutreffend.

Zur Vorbereitung einer weiteren Anwendung können Sie, sofern der Klient dafür zugänglich ist, ein kur-

Zwischen Realität und Wunschdenken

Matrix Inform ist leicht zu erlernen und umzusetzen. Das liegt daran, dass es eine natürliche und in uns angelegte Fähigkeit ist, an die wir durch Matrix Inform erinnert werden – in jedem von uns ist die Fähigkeit gespeichert, sich mit lichtvollen Energien zu verbinden.

So sind viele weitere natürliche Fähigkeiten in jedem von uns angelegt. Sie müssen lediglich aktiviert werden. Beispielsweise können wir von Natur aus schwimmen. Wenn wir es dann lernen, erinnern wir uns an diese angelegte Fähigkeit. Damit sind wir aber noch lange nicht geübte Schwimmer oder »Deutscher Meister«. Denn die natürlichen Fähigkeiten zu aktivieren, sie aber nur gelegentlich zu praktizieren, reicht nicht aus, um eine Sache perfekt zu beherrschen. Ein erfolgreicher Sportler oder Musiker absolviert viele Trainingseinheiten, um diesen Erfolg zu erreichen. Will er dauerhaft auf der Erfolgsspur bleiben, muss er permanent trainieren und sein natürliches Talent ständig schulen, um sich zu verbessern. Selbst die sogenannten Naturtalente unterliegen diesem Zwang.

Doch wenn es um die Energiearbeit oder Verbindung mit hohen, schnell schwingenden Energien geht, glauben viele Anwender, Üben sei nicht erforderlich. Bei Misserfolgen sind sie deshalb schnell frustriert und zweifeln an der Methode.

Etwas zu können, ist eine Sache – etwas zu beherrschen, eine andere. Meister in einer Sache zu sein, bedeutet eben nicht nachlassendes Üben. Das gilt auch für die Anwendung von Matrix Inform.

zes **Feedback** erfragen. Sie verstehen damit nicht nur besser, wie die Methode funktioniert, Sie können sich dadurch auch entschieden besser auf Ihren Klienten einstellen. So wäre es bei der folgenden Anwendung beispielsweise hilfreich zu wissen, ob etwa das gleiche Thema erneut aufgegriffen oder ein Themenwechsel durchgeführt werden sollte. Auch wenn sich die Beschwerden im Anschluss an eine Sitzung verschlimmern, sollten Sie diese Reaktion richtig einschätzen können und den Klienten entsprechend informieren: Das ist eine ganz normale Reaktion.

Geht es dem Klienten während der Anwendung deutlich schlechter und will er nicht weitermachen, brechen Sie die Sitzung an diesem Punkt ab. Dann ist vielleicht auch erst einmal ein **Themenwechsel** angezeigt. Akzeptieren Sie in jedem Fall das Verhalten des Klienten, wie immer es auch aussehen mag.

Manche Transformationsprozesse, z. B. Zittern, Wackeln, Schwanken, Tanzen, halten länger an. Wenn Sie einen solchen Prozess an sich oder auch bei einem Klienten beenden wollen, tun Sie dies wie beim Beenden einer Meditation, Hypnose oder Autosuggestion. Nehmen Sie die Hand des Klienten und bitten Sie ihn, Ihre Hand zu drücken. Weiterhin sollte der Klient tief ein- und ausatmen und seinen Körper bewusst wieder fühlen, etwa durch Muskelanspannungen oder betontes Auftreten mit den Füßen.

Die Fernanwendung

Bislang wurde Ihnen Matrix Inform zur Selbstanwendung und als Anwendung bei anderen Menschen beschrieben. Sie können Matrix Inform aber auch über einige Entfernung bei anderen anwenden. Prinzipiell können Sie bei der Fernanwendung wie bereits dargestellt verfahren, nur dass Sie nicht direkt am Menschen, sondern mittels eines Surrogats, eines Stellvertreters, wirken. Als Surrogat empfiehlt sich eine Puppe oder ein Teddy, da diese Arme und Beine haben und Ihnen so die körperliche Orientierung leichterfällt.

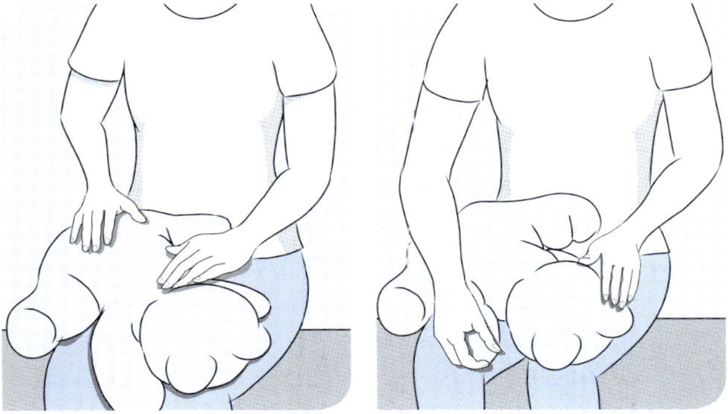

Wenn Sie die Fernanwendung praktizieren, sollten Sie einige Regeln beachten. In jedem Fall sollte die Person, mit der Sie arbeiten möchten, wissen, wann Sie mit ihr arbeiten. Die Person sollte sich entsprechend an einem für sie angenehmen und sicheren Ort befinden, also beispielsweise nicht gerade Auto fahren.

Eine weitere Regel ist, nie ohne die Erlaubnis des anderen zu arbeiten; bei einer solchen »Zwangsbeglückung« ist es ausschließlich Ihr Ego, das Sie befriedigen wollen. Wenn Sie beispielsweise wissen, dass Ihr Nachbar grundsätzlich nichts mit Energiearbeit zu tun haben will, gleichzeitig aber große gesundheitliche Probleme hat, sollten Sie nie über Fernanwendung mit ihm arbeiten, auch nicht in der Hoffnung, ihm damit etwas Gutes zu tun. Gestehen Sie jedem Menschen das Recht zu, selbst darüber zu entscheiden, wann er von wem und wie behandelt werden will. Dann sind Sie auf einem guten Weg.

Es empfiehlt sich, Telefonkontakt bei der Matrix-Inform-Fernanwendung mit Ihrem Klienten zu haben. Sie können dann direkt über die Reaktionen sprechen und bekommen Sicherheit für Ihre nächsten Schritte.

Entbindung von Versprechen

Menschen geben Versprechen, leisten Schwüre und Eide und legen Gelübde ab. In vielen Fällen sind diese Versprechen, Schwüre, Eide und Gelübde ohne zeitliche Begrenzung formuliert. Dadurch können jedoch energetische Bindungen mit nachhaltigen Auswirkungen entstehen. Beim Ehegelübde etwa heißt es: bis dass der

Tod euch scheidet. Doch welcher Tod ist hier gemeint? Der physische Tod oder der geistige Tod? Dies ist nicht definiert und bedeutet daher: nicht nur für diese Inkarnation, sondern auch für alle Folgeleben.

Sie können davon ausgehen, dass Sie wie viele andere Menschen solche energetischen Verpflichtungen in sich tragen, die sich bindend und damit einengend auf Sie und Ihr Leben auswirken. Mit dem folgenden Ritualspruch können Sie sich jedoch von allen Schwüren, Eiden, Versprechen und Gelübden entbinden und befreien.

Lesen Sie die Zeilen laut und möglichst mit Gefühl. Eine noch bessere Wirkung erzielen Sie, wenn Sie die Zeilen dreimal hintereinander laut lesen.

Kraft meines schöpferischen Bewusstseins, das ich bin,
entbinde und befreie ich mich von allen mir selbst gegebenen
Versprechen, Schwüren, Eiden und Gelübden
aus diesem und allen früheren Leben.

Ich entbinde und befreie mich
von allen Versprechen, Schwüren, Eiden und Gelübden,
die ich in diesem Leben und allen früheren Leben
anderen Seelen gegeben habe.

Ich entbinde und befreie mich von allen mir
anhaftenden Flüchen und Verwünschungen
aus diesem und allen früheren Leben.

Und ich entbinde und befreie alle Seelen von ihren mir gegebenen Versprechen, Schwüren, Eiden und Gelübden aus diesem Leben und allen früheren Leben.

Ich entbinde und befreie mich und alle Seelen von jedweder Schuld.

Möge das geschehen, was zum Wohle und Nutzen aller ist. Jetzt und für alle Zeit!

Idealerweise beenden Sie die Entbindung und Befreiung mit einer Matrix-Inform-Anwendung. Dadurch transformieren Sie die energetischen Programmierungen nachhaltig.

Wissen, was Sie wollen

Nehmen Sie mit Matrix Inform Ihr Leben in die Hand, befreien Sie sich von Manipulationen und leben Sie selbstbewusst und selbstbestimmt.

Es ist Ihr Leben

Matrix Inform ist keine Methode, sondern ein Bewusstseinszustand; deshalb sollten Sie mit der Transformation verdichteter Energien immer bei sich selbst anfangen. Natürlich ist Ihr Ego begeistert, wenn Sie einen anderen Menschen von einem schon lange bestehenden körperlichen Problem befreien, denn eine solche Bestätigung tut einfach gut und verlangt nach mehr. Und natürlich ist es nicht so ganz leicht, sich eingestehen zu müssen, dass noch einiges im Argen liegt und nur durch direktes Anschauen gelöst werden kann. Doch ganz viele Menschen sind sich nicht bewusst, wie wichtig es für die persönliche Entwicklung ist, bei sich anzufangen – und selbst wenn sie sich dessen bewusst sind, wissen sie nicht, wo sie anfangen sollen.

Sie sind der Schöpfer Ihres Lebens

Werden Sie sich bewusst, welch ein grandioser Schöpfer Sie sind. Alles, was Sie aktuell erleben, ist das Ergebnis Ihrer Emotionen, Gedanken, Worte und Taten. Es ist eine große Leistung, an den Punkt zu kommen, an dem Sie heute sind. Denn alle Krisen, die Sie erleben, sind das Resultat eines Lebens gegen die inneren Möglichkeiten. Es ist sehr schwierig und kostet viel Energie, gegen den Lebensplan zu leben. Doch da Sie dies erschaffen konnten, können Sie auch alles andere erschaffen. Sie sind der Schöpfer ihres Lebens!

Schaffen Sie sich daher einen akzeptablen Ausgangspunkt für die Umsetzung von Matrix Inform. Der beste Ausgangspunkt ist Ihre aktuelle Lebenssituation im Hier und Jetzt. Die folgenden Punkte führen Sie in diese Vorgehensweise ein und zeigen Ihnen einen möglichen Weg auf. Wer noch ungeübt ist, wird feststellen, dass ein Rückfall in alte Muster möglich ist. Doch das Schöne ist, dass Sie jederzeit immer wieder neu anfangen können. Es gibt kein »Du musst« und kein »Dies ist deine letzte Chance!«.

Machen Sie sich bewusst: Es ist Ihr Leben, und Sie bestimmen, was für Sie richtig und gut ist. Sie dürfen sich entweder weiterhin leben und manipulieren lassen oder selbstbewusst und selbstbestimmend aktiv sein. Es ist Ihre Entscheidung. Doch wie auch immer Sie sich entscheiden: Sie sollten in aller Konsequenz zu Ihrer Entscheidung stehen. Meine Empfehlung: Fangen Sie noch heute damit an, denn es gibt keinen besseren Zeitpunkt als JETZT!

- Übernehmen Sie ab sofort Verantwortung für Ihr Leben. Auch wenn es anfänglich wehtut: Halten Sie durch!
- Suchen Sie keinen Schuldigen mehr für die aktuelle Lebenssituation, denn Sie haben diese selbst erschaffen. Denken Sie immer daran: Ihr Bewusstsein erschafft Ihre Realität!
- Finden Sie heraus, was Sie auf keinen Fall mehr in Ihrem Leben haben wollen oder brauchen. Ob es Men-

schen, Dinge oder Situationen sind, spielt dabei keine Rolle. Schaffen Sie für sich Klarheit. Erkennen Sie, welche Menschen, Dinge und Situationen Sie in Ihrer Entwicklung hemmen oder sogar blockieren.

- Legen Sie sich eine Liste mit all diesen Menschen, Dingen und Lebenssituationen an. Die Liste wird wahrscheinlich nie fertig werden, schreiben Sie es ruhig immer wieder auf, wenn Ihnen etwas einfällt. Geben Sie anschließend mit dem Befehl »Ändern« eine Matrix-Inform-Welle auf diese Liste.
- Schenken Sie darüber hinaus diesen blockierenden Objekten keinerlei Energie mehr. Beschäftigen Sie sich in keiner Weise mehr mit diesem Energiefeld. Sehen Sie nicht mehr hin, sprechen Sie nicht mehr darüber, regen Sie sich nicht mehr darüber auf, lesen Sie nichts mehr darüber. Wenn andere sich darüber unterhalten, hören Sie nicht hin und beteiligen Sie sich nicht mehr am Gespräch. Die Menschen, Dinge und Situationen, denen wir keine Energie geben, verschwinden aus unserem Leben. Immer wenn Sie in Versuchung geraten, dies trotzdem zu tun, und das auch merken, geben Sie, wenn möglich sofort, eine Matrix-Inform-Anwendung als Transformationswelle auf Ihre diesbezüglichen Gedanken und Gefühle. Mit dieser Vorgehensweise neutralisieren Sie die Schwingungen in Ihrem Energiekleid immer mehr und kommen dadurch auch mit den von außen auf Sie einwirkenden Schwingungen nicht mehr in Resonanz.

- Bestimmen Sie die Menschen, Dinge und Situationen, von denen Sie mehr in Ihrem Leben haben wollen. Ohne es mit dem Verstand erklären zu können, fühlen Sie sich von diesen Menschen, Dingen und Situationen angezogen oder erhalten »zufällig« Informationen dazu. Registrieren Sie solche Fügungen.
- Schreiben Sie alles auf, was Ihnen Freude bereitet, Sie angenehm bewegt und die Zeit vergessen lässt. Unabhängig davon, ob es gesellschaftlich »in« oder »out« ist. Das Urteil oder die Meinung anderer sollte dabei absolut unwichtig sein. Es geht um die Schwingung, die Sie in Resonanz bringt und in eine gute Stimmung versetzt. Erzeugen Sie allein schon durch das Aufschreiben eine erste Verdichtung als Vorstufe zur zukünftigen Realität; jedes Mal, wenn Sie wieder etwas auf die Liste geschrieben haben, geben Sie mit dem Befehl »Aktivieren« eine Matrix-Inform-Welle auf die Liste.
- Richten Sie, wann immer Sie können, Ihre Aufmerksamkeit auf diese Menschen, Dinge und Situationen und bringen Sie diese morphischen Felder ins Schwingen. Sehen Sie hin, beobachten Sie, hören und lesen Sie darüber. Richten Sie Ihre Energie klar darauf aus.
- Verbinden Sie sich mit den morphischen Feldern, indem Sie den jeweiligen Vertretern und Symbolen Ihre Aufmerksamkeit widmen. Solche Repräsentanten können Bücher über die Menschen oder Themen, Artikel und Studien, Vorträge, Workshops, Seminare, einzelne

Menschen oder Gruppierungen oder auch Sendungen im Radio oder Fernsehen sein.

- Wiederholen Sie die beschriebenen Punkte und verstärken Sie die so in Ihrem Energiekleid angelegten oder wieder in Erinnerung gebrachten Schwingungen. Sie erhöhen damit Ihre Ausstrahlung, und Sie erhöhen Ihre Anziehungskraft.
- Durch den zielgerichteten Einsatz Ihrer Energie bringen Sie das gesamte morphische Feld (siehe S. 84) ins Schwingen, d. h., Sie generieren durch den bewussten Einsatz Ihrer Energie ein morphogenetisches Feld. Beide Pole des Schwingungsfeldes werden aktiviert. Durch die Aktivierung geraten auch die Widerstände, also die hemmenden Anteile, in Resonanz, und es kommen die für Sie unbewussten und tief sitzenden blockierenden Glaubenssätze, negativen Glaubenssysteme, falschen Überzeugungen und Sabotageprogramme zum Vorschein. Das ist Ihre Chance: Durch das Aufsteigen dieser hinderlichen Programme aus dem Unterbewussten ins Wachbewusstsein können Sie diese verdichteten Energien mittels einer oder auch mehrerer Matrix-Inform-Anwendungen nachhaltig transformieren, ganz nach dem Motto: Gefahr erkannt, Gefahr gebannt. Sobald also ein negativer Gedanke oder ein niedriges Gefühl wie Angst, Wut, Zorn, Trauer oder Mutlosigkeit Sie heimsucht, geben Sie sofort eine Matrix-Inform-Anwendung darauf.

Im Laufe der Zeit transformieren Sie immer mehr Ihre belastenden Themen. Haben Sie Vertrauen, dass die anfänglich wenig sichtbaren Veränderungen Sie trotzdem befreien. Haben Sie auch Vertrauen, wenn sich ganz alte, bereits vergessene Themen nochmals zeigen. Es sind nur Zeichen, dass noch Anteile davon in Ihren Energiekörpern vorhanden waren, obwohl Sie vielleicht mit vielen anderen Methoden bereits daran gearbeitet haben. Viele solcher Methoden klären z. B. nur den mentalen Körper: In Ihren Gedanken sind Sie die Sache zwar los, doch im emotionalen Körper schwingen sie oftmals noch sehr heftig mit und bringen Sie unbewusst immer wieder in vergleichende Lebenssituationen.

Sie sind der Schöpfer Ihres Lebens. Sie allein haben es in der Hand, Ihr Leben so zu gestalten, wie Sie es gern hätten. Sie müssen es nur wollen – und dann auch tun.

Matrix Inform Genesis

Die anstehende neue Zeit mit ihren fordernden Energien verlangt kreatives und flexibles Handeln, um verdichtete Energien zu transformieren, hemmende Programmierungen zu löschen und innere Begrenzungen und Fesseln zu lösen. Zusätzlich zu den bereits bekannten und im vorliegenden Buch beschriebenen Vorgehensweisen haben wir eine wirkungsvolle zusätzliche Möglichkeit entwickelt und ins Leben gerufen: das Bewusstseinsfeld Matrix Inform Genesis. Es ist ein Angebot; es steht jedem Menschen frei, sich damit zu verbinden und seine Entwicklung transformierend zu unterstützen

Für eine lichtvolle Bewusstseinsentwicklung

Matrix Inform Genesis ist ein bewusstseinserweiterndes, hoch schwingendes und lichtvolles Energiefeld. Es basiert auf der reinen, universellen Liebe und steht in direkter Anbindung zum Licht und allen Lichtwesen. Wer sich vertrauensvoll mit Matrix Inform Genesis verbindet, erlebt eine Synchronisation der Ereignisse: Alles fügt sich wie von alleine und verdichtet sich in der aktuellen Raum-Zeit-Realität. Die Qualität der Zeit wird kraftvoll spürbar. Das Bewusstsein wächst, und die Wahrnehmung der wichtigen Informationen nimmt ständig zu.

Matrix Inform Genesis mit den hohen Schwingungen wirkt transformierend auf alle irdischen und verdichteten Belange und Situationen. Körperliche und seelische Heilung ist ebenso möglich wie die zielgerichtete Verwirklichung des individuellen Lebensplans oder ein Leben in harmonischen Beziehungen mit den Lebenspartnern und Mitmenschen.

Die Denk- und Vorgehensweise ist für die heutige Zeit noch etwas neu und daher ungewöhnlich, doch sie entspricht dem aufsteigenden Bewusstsein, denn sie wirkt durch die allzeit gültigen, universellen Gesetze.

Jeder kann sich, wann immer er will, mit dem Bewusstseinsfeld von Matrix Inform Genesis verbinden. Ziel ist es, die Bewusstseinsentwicklung eines jeden lichtvoll zu ermöglichen; frei von jeder Religion und jedem Glaubenssystem wirken die hoch schwingenden Energien transformierend.

Wir haben Matrix Inform Genesis für das Kollektiv Mensch geschaffen. Dabei ist es von Vorteil zu wissen, wie man sich mittels der Zwei-Punkt-Methode (siehe S. 24ff.) an das höhere Bewusstsein anbinden kann. Ohne die Zwei-Punkt-Methode dauert es etwas länger, bis die Anbindung wirkungsvoll spürbar ist, da der Verstand mitunter als Widerstand fungiert.

Anbindung an Matrix Inform Genesis

Am einfachsten ist es, die Verbindung an das Bewusstseinsfeld von Matrix Inform Genesis in einer ruhigen und entspannten Situation herzustellen. Sie können dazu sitzen oder liegen und eine leise, beschwingende Hintergrundmusik laufen lassen.

Wer noch ungeübt im Verbinden mit Energiefeldern ist, kann sich leichter über Repräsentanten verbinden. Ein Repräsentant von Matrix Inform Genesis kann z. B. eines der Matrix-Inform-Bücher sein, die Seminarunterlagen eines Matrix-Inform-Seminars oder das Matrix-Inform-Logo. Nehmen Sie den Repräsentanten als den ersten Punkt – legen Sie eine Hand darauf –, scannen Sie den zweiten Punkt und stellen Sie die Verbindung durch mentales Loslassen her, lassen Sie also eine Welle laufen.

Wer keinen Repräsentanten zur Verfügung hat, kann auch einfach den Namen »Matrix Inform Genesis« dreimal laut aussprechen. Das weitere Vorgehen ist wie oben beschrieben: Sie legen eine Hand auf den ersten Punkt am Körper, scannen den Körper nach einem zweiten Punkt, legen auf diesen zweiten Punkt die andere Hand auf und lassen mental los.

Nun sind Sie energetisch positioniert und können das Bewusstseinsfeld öffnen. Dazu brauchen Sie einen Zugang – wie beispielsweise auch für das Einloggen beim Online-Banking.

Suchen Sie sich dazu einen ersten Punkt am Körper, legen Sie eine Hand darauf, scannen Sie den zweiten Punkt und sprechen Sie laut:

»Ich stelle mich auf das Bewusstseinsfeld Matrix Inform Genesis ein, ich öffne voller Vertrauen das Bewusstseinsfeld Matrix Inform Genesis, ich hebe jede Phasenverschiebung auf. Ich bitte das Licht und die lichtvollen Energien von Matrix Inform Genesis um allumfassende Transformation. Möge das geschehen, was zum Wohle und Nutzen aller ist. Ich danke dem Licht und segne es. JETZT!«

Mit dem Wort »jetzt« lassen Sie mental los und setzen die Anbindung durch eine Welle in Gang.

Bleiben Sie in der Ruhe, während sich in den nächsten drei bis fünf Minuten die hoch schwingenden Energien aufbauen. Denken Sie nacheinander z. B. an die körperlichen Probleme, die Sie positiv verändern möchten, und fühlen Sie hinein. Das Gleiche können Sie mit allen anderen Lebensbereichen auch machen, etwa mit Beziehungen, Geldmangel, Beruf und Karriere, Arbeitgeber, Firma, Projekten, Wünschen und dergleichen mehr. Denken Sie einfach kurz daran, fühlen Sie sich hinein und lassen Sie wieder los. Konzentrieren Sie sich jedoch auf keinen Fall auf das Thema. Konzentration ist eine Sache des Verstandes und blockiert den Energiefluss.

So können Sie nach und nach all Ihre aktuellen Themen mit den kraftvollen Schwingungen von Matrix Inform Genesis in Verbindung bringen und die anstehenden Verdichtungen transformieren.

Je nach Intensität, Wichtigkeit oder Qualität ist die Verdichtung eines Themas mehr oder weniger ausgeprägt, und die Transformationsprozesse sind mehr oder weniger spürbar. Dies können körperliche Wahrnehmungen wie Zittern, Bewegungsdrang, Wackeln, tiefes Einatmen, Gähnen oder ein Druckgefühl sein. Ebenso können sich unterschiedliche Emotionen zeigen, beispielsweise Lachen, Weinen, Trauer oder Wut. All dies sind deutliche Anzeichen dafür, dass eine Transformation stattfindet. Ist die Transformation abgeschlossen, hören die Reaktionen von alleine wieder auf.

Achtung: Alkohol und Drogen beeinflussen die Transformation nachteilig.

Eine weitere sehr effektive Möglichkeit, die lichtvollen Energien des Bewusstseinsfeldes Matrix Inform Genesis zu nutzen, besteht darin, sich vor den Anwendungen mit dem Feld zu verbinden. Bevor Sie also jemandem eine Matrix-Inform-Anwendung geben, öffnen Sie über den gleichen Zugang das Bewusstseinsfeld Matrix Inform Genesis.

Kontaktadresse

Alle aktuellen Termine und Veranstaltungsorte für Matrix-Inform®-Seminare finden Sie im Internet unter: www.matrix-inform.com.

Bei Fragen und Anregungen wenden Sie sich bitte an das Heede-Institut:

Heede-Institut
Metaphysik und energetische Heilweisen
Günter & Bärbel Heede
Carl-Spitzweg-Straße 9a
69190 Walldorf

Tel.: 06227 / 698 25 85
Fax: 06227 / 698 25 88
E-Mail: info@heede-institut.de
Website: www.heede-institut.de
und www.matrix-inform.com

Hinweis für unsere Leser

Bildnachweis

Illustrationen: Bettina Kammerer, München

Redaktion: Dr. Ulrike Kretschmer
Layout, DTP/Satz und Gesamtproducing: Dr. Alex Klubertanz
Projektleitung: Sven Beier
Bildredaktion: Annette Mayer
Korrektorat: Linde Wiesner
Umschlaggestaltung: Geviert – Büro für Kommunikationsdesign, München, unter Verwendung von Illustrationen von Irina Schönleber
Druck und Bindung:
Druckerei Uhl, Radolfszell
Printed in Germany
ISBN: 978-3-424-15204-3
817 2635 4453 6271

FSC www.fsc.org MIX Papier aus verantwortungsvollen Quellen FSC® C004229

Weitere Titel zu Matrix Inform®

Günter Heede, Wolf Schriewersmann
Matrix Inform

176 Seiten, zweifarbig, Pappband
ISBN 978-3-424-15131-2

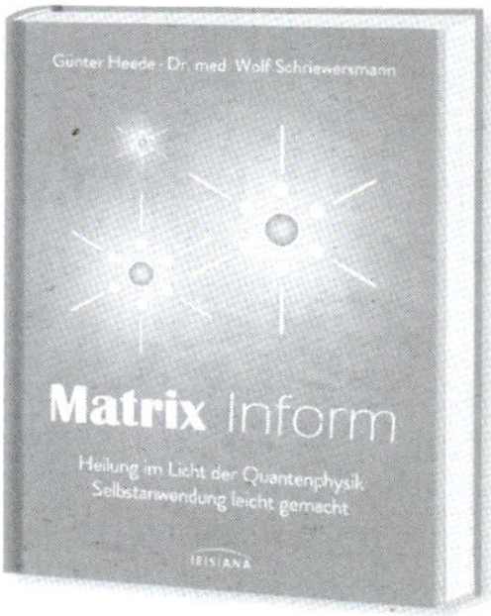

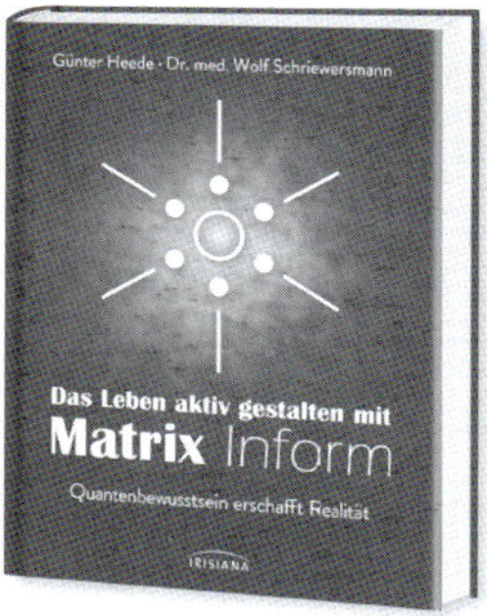

Günter Heede, Wolf Schriewersmann
Das Leben aktiv gestalten mit Matrix Inform

176 Seiten, zweifarbig, Pappband
ISBN 978-3-424-15134-3

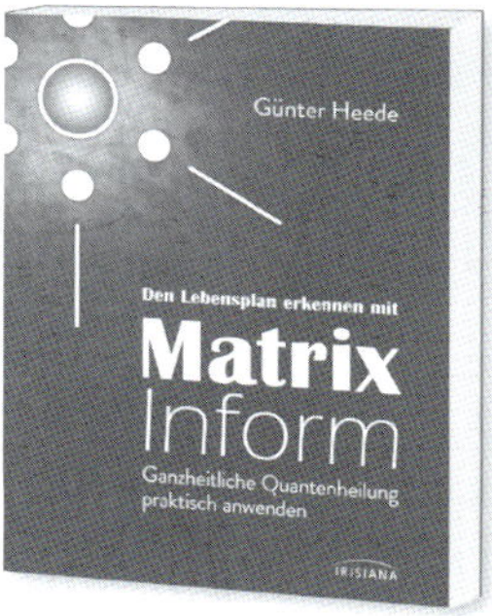

Günter Heede
Den Lebensplan erkennen mit Matrix Inform

192 Seiten, zweifarbig, Klappenbroschur
ISBN 978-3-424-15127-5

Leseproben unter **www.irisiana.de**

IRISIANA